AF626138

Edward M. Hallowell ist Psychiater und Co-Autor der Bestseller «Zwanghaft zerstreut» und «Liebe in Zeiten der Ablenkung». Er hat zwanzig Jahre an der Harvard Medical School unterrichtet und leitet heute die Hallowell Centers for Cognitive and Emotional Health in Sudbury, Massachusetts, und New York City. Seit 2015 hat er einen wöchentlichen ADHS-Podcast. Im Jahr 2018 wurde er von der National Alliance on Mental Illness mit dem «Leader of Mental Health Awareness Award» ausgezeichnet. Er ist selbst von ADHS betroffen.

John J. Ratey ist Professor für Psychiatrie an der Harvard Medical School. Er ist Autor zahlreicher Bestseller über das Gehirn und zu Gesundheitsfragen.

Edward M. Hallowell · John J. Ratey

ADHS
IST KEIN MAKEL

Hilfreiche Strategien für Kinder und Erwachsene

Aus dem Englischen von
Jorunn Wissmann und Monika Niehaus

ROWOHLT TASCHENBUCH VERLAG

Die Originalausgabe erschien 2021 unter dem Titel «ADHD 2.0. New Science and Essential Strategies for Thriving with Distraction – from Childhood Through Adulthood» bei Ballantine Books, New York.

8. Auflage November 2025
Veröffentlicht im Rowohlt Taschenbuch Verlag
Rowohlt Verlag GmbH, Kirchenallee 19, 20099 Hamburg
Deutsche Erstausgabe
Zuerst veröffentlicht im Rowohlt Taschenbuch Verlag, Hamburg, April 2022
Copyright © 2022 by Rowohlt Verlag GmbH, Hamburg
«ADHD 2.0. New Science and Essential Strategies for Thriving with Distraction – from Childhood Through Adulthood» Copyright © 2021 Edward M. Hallowell, M. D., and John J. Ratey, M. D.
All rights reserved. Published in the United States by Ballantine Books, an imprint of Random House, a division of Penguin Random House LLC, New York.
Tabelle S. 178/179: Banaschewski, T., Becker, K., Döpfner, M., Holtmann, M., Rösler, M. & Romanos, M. (2017): Aufmerksamkeitsdefizit-/Hyperaktivitätsstörung. Eine aktuelle Bestandsaufnahme. Deutsches Ärzteblatt, 114, S. 149–159
Die Nutzung unserer Werke für Text- und Data-Mining
im Sinne von § 44b UrhG behalten wir uns explizit vor.
Covergestaltung zero-media.net, München
Coverabbildung FinePic®, München
Satz Freight Text bei Pinkuin Satz und Datentechnik, Berlin
Druck und Bindung CPI books GmbH, Leck
ISBN 978-3-499-00820-7

Kontaktadresse nach EU-Produktsicherheitsverordnung:
produktsicherheit@rowohlt.de

MIX
Papier | Fördert gute Waldnutzung
FSC® C083411

Für meine liebe Frau,
meine lieben Töchter und Enkelkinder.
(JJR)

Für Pippy, Honey und Ziggy, die uns bis zum letzten Atemzug mit überschwänglich leckender Zunge ihre Liebe bekundeten. Und für Layla und Max, quicklebendig und von Liebe überströmend. Es ist kein Zufall, dass «god» rückwärts gelesen «dog» ergibt.
(EMH)

Kein Gehirn ist wie das andere.
Kein Gehirn ist das beste.
Jedes Gehirn findet seinen ganz eigenen Weg.

Aus einem Gedicht von Edward Hallowell
für seine fünfjährige Tochter

Inhalt

Einführung

Im Jahr 1994 schrieben wir das Buch *Zwanghaft zerstreut oder Die Unfähigkeit, aufmerksam zu sein* und machten so die Öffentlichkeit mit einer Störung bekannt, von der die meisten Menschen kaum oder noch nie etwas gehört hatten: der Aufmerksamkeitsdefizitstörung, kurz ADS. Da wir beide ADS haben, konnten wir die Störung von innen her beschreiben und den Leserinnen und Lesern vermitteln, was die Symptome bedeuten und wie es sich mit ihnen lebt. Da wir zudem beide Psychiater und auf diesem Gebiet tätig sind, haben wir im Laufe der Jahre und aufbauend auf den jeweils verfügbaren Informationen und Forschungsergebnissen sieben Bücher darüber verfasst, wie man diese Störung beurteilen und diagnostizieren kann, was Eltern sowie Partnerinnen und Partner von Betroffenen beachten sollten und welche Behandlungsmöglichkeiten es gibt.

Zum Zeitpunkt, da wir das vorliegende Buch verfassen – mehr als 25 Jahre nach jenem gemeinsamen Erstling –, liegen die Dinge in vielerlei Hinsicht ziemlich anders. Inzwischen ist ADS nicht nur den meisten Menschen ein Begriff, nein: Viele sind selbst betroffen oder kennen jemanden, der es ist – ein Klassenkamerad, eine Kollegin, ein Partner.

Lehrende achten stets besonders auf mögliche Anzeichen, denn ein Kind mit nicht diagnostizierter (oder falsch behandelter) ADS kann auch den kleinsten Klassenverband sprengen und dabei sein eigenes Potenzial nicht voll ausschöpfen. Manchmal muss der Begriff sogar als Rundum-Erklärung für Schusseligkeiten, Vergesslichkeit oder unpassendes Benehmen herhalten:

«Ich glaube, ich hab ein bisschen ADS», ob diagnostiziert oder nicht.

Und noch etwas ist anders: Statt von ADS spricht man heute von ADHS, der Aufmerksamkeitsdefizit-/Hyperaktivitätsstörung. Diese Bezeichnung soll dem Erleben der Betroffenen mit allen Höhen und Tiefen besser gerecht werden. In diesem Buch benutzen wir diese modernere – und offizielle – Abkürzung.

So allgegenwärtig der Begriff auch sein mag, in einem Punkt hat sich doch frustrierend wenig getan: Auch heute verstehen die meisten Menschen nicht, wie machtvoll, umfassend und komplex dieses Leiden ist. Ebenso wenig ist bekannt, welch enorme Fortschritte in der Erforschung und Behandlung in den letzten Jahren erzielt wurden. Stattdessen kursieren immer noch Zerrbilder und falsche oder unvollständige Informationen. Diese Fehlinformationen fügen Millionen von Menschen Schaden zu, indem diese sie davon abhalten, sich Hilfe zu suchen oder die richtige Hilfe zu finden. In Bezug auf ADHS ist Unkenntnis bis heute sozusagen der Staatsfeind Nr. 1.

Viele glauben beispielsweise, ADHS gebe es nur bei Kindern und die Störung würde sich von selbst auswachsen. Wir wissen aber, dass sich ADHS, auch wenn schon im Kindesalter diagnostiziert, keineswegs auswächst. Menschen, bei denen dies scheinbar der Fall ist, haben schlichtweg gelernt, die Störung so weit zu kompensieren, dass sie für andere nicht mehr augenfällig ist. Wir wissen auch, dass ADHS bei manchen erst im Erwachsenenalter in Erscheinung tritt, oft dann, wenn die Anforderungen des Lebens dem oder der Betroffenen über den Kopf wachsen. Klassische Beispiele sind Frauen, die ihr erstes Kind bekommen haben, oder Anfängerinnen und Anfänger im Medizinstudium. In beiden Fällen stellen sich plötzlich ungeheure organisatorische Herausforderungen, und Betroffene zeigen dann Symptome von ADHS, die sie bislang kompensieren konnten. Zu diesem Zeitpunkt kann und sollte ADHS diagnostiziert werden. ADHS bei Erwachsenen ist sogar ein anerkanntes Leiden, das in der Internationalen statistischen Klassifikation der Krankheiten und verwandter Gesundheitsprobleme (*International Statistical Classification of Diseases and Related Health Problems*, ICD), nach welcher Vertragsärzte und -psychotherapeuten ihre Diagnosen verschlüsseln müssen, verzeichnet ist.

Andere glauben, ADHS sei bloß eine Erfindung der Pharmakonzerne, um Produkte verkaufen zu können. Das ist nicht der Fall, auch wenn im Laufe der Jahre zweifellos viele Scharlatane das Unwissen darüber verstärkt haben, wie und wann welche Medikamente helfen können.

Wieder andere, weniger freundlich gesonnene Menschen sehen in ADHS nur einen schicken Begriff für Faulheit und meinen, dass Leute, die «das haben», einfach ein bisschen Disziplin bräuchten! Tatsächlich aber ist das Gehirn von jemandem mit ADHS ganz und gar nicht «faul», sondern vielmehr pausenlos aktiv. Das schlägt sich vielleicht nicht immer in Produktivität nieder, doch liegt dies nicht an einem Mangel an Antrieb oder Energie!

Der allumfassende Irrtum, dem allzu viele Menschen im Hinblick auf ADHS unterliegen, besteht darin, dass sie diesen Berg von einem Leiden als Problem in Maulwurfshaufengröße betrachten, das lediglich einige wenige betrifft. Doch damit liegen sie völlig daneben.

Zunächst einmal ist ADHS nicht selten, sondern betrifft etwa fünf Prozent der Bevölkerung. Wir glauben allerdings, dass die Dunkelziffer weitaus höher liegt, weil viele Betroffene ihr Leben scheinbar gut meistern (es aber eigentlich viel besser meistern könnten) und keine entsprechende Diagnose erhalten. Der relative Mangel an Fachleuten, die wissen, wie man ADHS diagnostiziert, drückt die Zahlen ebenfalls. Weil wir außerdem heute in Sekundenschnelle Zugang zu Informationen haben und in rasendem Tempo Reize – Bilder, Klänge und Daten überall – auf uns einstürmen, ist es durchaus möglich, dass wir alle «ein bisschen ADHS» haben: Wir sind schusseliger, vergesslicher und unkonzentrierter als je zuvor. Nun, für diese moderne Sprunghaftigkeit haben wir eine neue Bezeichnung gefunden; dazu mehr in Kapitel 1.

Tatsächlich kostet das Unwissen über ADHS Menschenleben. ADHS kann eine Geißel sein, eine nicht nachlassende, lebenslange Belastung, der Grund dafür, dass ein brillanter Mensch niemals Erfolg hat, sondern frustriert und beschämt als «Versager» dahinvegetiert und sich noch anhören muss, er solle sich mehr anstrengen, endlich tun, was man von ihm erwarte, erwachsen werden oder sich sonst wie grundlegend ändern. All das kann zum Suizid führen, zu Süchten jeglicher Art, zu Verbrechen (die Gefängnisse sind voll mit Menschen mit nicht diagnostizierter ADHS), Gewalttätigkeit und einer verkürzten Lebenserwartung.

Der Psychologe Russell Barkley ist einer der führenden Experten auf dem Gebiet der ADHS und fasst die Gefahren nüchterner Statistiken so zusammen:

> Aus Sicht des öffentlichen Gesundheitswesens ist ADHS verglichen mit anderen Killern wirklich schlimm. Rauchen verkürzt das Leben beispielsweise um 2,4 Jahre, und wenn man mehr als 20 Zigaretten pro Tag raucht, sind es sogar 6,5 Jahre. Auch Diabetes und Fettleibigkeit kosten einige Lebensjahre, erhöhte Blutcholesterinwerte neun Monate. ADHS aber ist schlimmer als die Top 5 der Todesursachen in den USA zusammen.

ADHS verringert die Lebenserwartung der Betroffenen durchschnittlich um fast 13 Jahre. Barkley fährt fort:

> Und das zusätzlich zu dem gefundenen erhöhten Risiko für Verletzungen durch Unfälle sowie für Suizid. [...] Etwa zwei Drittel der Menschen mit ADHS haben eine um bis zu 21 Jahre verringerte Lebenserwartung.

Nach allem, was wir heute über ADHS wissen, und basierend auf neuesten Forschungsergebnissen, können wir kategorisch und aus tiefster Überzeugung Folgendes sagen: *So muss es nicht sein!* Es ist höchste Zeit für eine neue Sicht auf ADHS.

Am Anfang sind Medikamente oft hilfreich. Dr. Barkley selbst merkt an:

> ADHS ist ohne Frage die am besten behandelbare Störung in der Psychiatrie. Wir verfügen über mehr Medikamente mit ... größerer Effektstärke, höherer Ansprechrate und mehr Verabreichungsformen, die das Leben der Menschen stärker verändern als bei jeder anderen Störung. Sie zählen zu den sichersten Medikamenten in der Psychiatrie.

Außer den Medikamenten (oder zusätzlich zu ihnen) kennen wir eine ganze Reihe von Verhaltens- und Lebensführungsstrategien, die Ihnen (oder jemandem, der Ihnen lieb ist) dabei helfen können, mit ADHS zurechtzukommen – von der beruhigenden und fokussierenden Kraft des Sports bis hin zu verschiedenen Methoden, die lebhafte, immerzu aktive Vorstellungskraft eines Menschen mit ADHS zu zügeln, sowie Wegen, die «richtige» Herausforderung zu finden, also die Arbeit oder Aktivität, die sich am besten für einen Geist eignet, der aktiv sein muss.

Wir sind selbst Kliniker und wissen aus Erfahrung, dass jede dieser Strategien funktioniert und das Leben unserer Patienten (von denen wir einige – natürlich durch Pseudonyme geschützt – auf diesen Seiten beschreiben) grundlegend verändert. Dank der unglaublichen Fortschritte bei den bildgebenden Verfahren zur Darstellung des Gehirns (Hirnscans) und des großen Interesses etlicher Forschender auf dem Gebiet der Neuropsychiatrie wird uns auch immer klarer, *warum* diese Strategien eigentlich funktionieren; Kapitel 2 und 3 ergründen die faszinierende Erklärung und vermitteln damit eine umfassende und grundlegende Vorstellung vom ADHS-Gehirn.

Bevor wir aber zum praktischen Teil unseres Programms übergehen, müssen wir auf die Macht von ADHS zu sprechen kommen, im Leben so vieler Menschen Schmerz und Leid zu verursachen. Lernen wir jedoch, die Störung zu meistern, bringt sie Talente ans Tageslicht, die man weder lehren noch kaufen kann. Oft ist sie der Lebenssaft von Kreativität und künstlerischem Talent. Sie befeuert Einfallsreichtum und iteratives Denken. Sie kann für Sie oder Ihr Kind eine besondere Kraft bedeuten, ja eine echte Superkraft sein. Wenn Sie sie wirklich verstehen und sich zu eigen machen, kann die ADHS Sie zu ungeahntem Erfolg führen und der Schlüssel zu Ihrem Potenzial sein. Davon werden wir in unserer Praxis täglich Zeuge.

Kindern erklären wir ADHS oft mithilfe einer einfachen Analogie, die zweifellos auch für Erwachsene eingängig ist: Eine Person mit ADHS hat die Kraft eines Ferrari-Motors, aber die Bremsen eines Fahrrads. Dieses Missverhältnis zwischen Antriebsstärke und Bremsvermögen ist der Ursprung der Probleme. Die Devise lautet: Bremskraft verstärken!

Kurzum, ADHS kann eine große Bereicherung sein, ein Geschenk, wenn man mit Sachverstand damit umzugehen weiß – die Betonung liegt hier auf «mit Sachverstand». Je nachdem, ob wir die Störung verstehen oder nicht, kann es uns belasten oder bereichern, dass wir uns anders fühlen und anders verhalten als andere Menschen. Einer der wichtigsten Gründe für uns, dieses Buch zu schreiben, ist der Wunsch, Ihnen (oder jemandem, der

Ihnen am Herzen liegt) dabei zu helfen, anders zu sein und sich dabei verdammt gut zu fühlen. Wenn Sie wissen, wer Sie sind, fällt es leichter, sich selbst zu mögen. «Wissen ist Macht» – dieses Klischee trifft hier voll ins Schwarze. Erkunden wir also gemeinsam den heutigen Wissensstand zu dieser rastlosen, zuweilen schwer greifbaren Störung.

KAPITEL 1

Die ganze Vielfalt

Wer sind wir Menschen mit ADHS?

Wir sind das Problemkind, das seine Eltern in den Wahnsinn treibt, weil es so unorganisiert ist, nie länger bei einer Sache bleiben kann, weil es niemals schafft, sein Zimmer aufzuräumen, abzuwaschen oder irgendeine andere Aufgabe zu erledigen, nie um Entschuldigungen für nicht Erledigtes verlegen ist und auf den meisten Gebieten weit unterhalb seines Potenzials agiert. Wir sind das Kind, dem täglich Vorträge darüber gehalten werden, dass es sein Talent vergeudet, mit seinen Fähigkeiten zu glänzen versäumt und all das, was seine Eltern ihm bieten, einfach nicht nutzt.

Manchmal sind wir auch die talentierte Führungskraft, die immer wieder versagt, weil sie Deadlines nicht einhält, Verpflichtungen vergisst, in soziale Fettnäpfchen tritt und Gelegenheiten ungenutzt lässt. Allzu oft sind wir auch die Süchtigen, die Außenseiter, die Arbeitslosen und die Kriminellen, die nur eine Diagnose und Behandlung davon entfernt sind, ihrem Leben eine komplette Wendung zu geben. Wir sind die Menschen, für die Marlon Brando 1954 im Filmklassiker *Die Faust im Nacken* sprach, als er sagte: «Ich hätte was werden können.» So viele von uns hätten was werden können – und sollen.

Andererseits sind wir manchmal richtig gut. Und wie! Wir sind es, die als scheinbar geistig abwesende Meeting-Teilnehmer aus dem Nichts die zündende Idee liefern, die allen den Tag rettet.

Oft sind wir das «leistungsschwache» Kind, dessen Talent mit der richtigen Hilfe aufblüht und das trotz holprigem Bildungsweg große Erfolge erzielt. Aus uns *wird* was!

Wir sind auch fantasievolle, dynamische Lehrerinnen, Priester, Zirkusclowns und Stand-up-Comedians, Marinetaucher oder Army Ranger, Erfinderinnen, Tüftler und Trendsetterinnen. Unter uns sind Selfmade-Millionärinnen und -Milliardäre, Pulitzer- und Nobelpreisträger, Oscar-, Tony-, Emmy- und Grammy-Preisträgerinnen, Top-Anwälte und -Anwältinnen, Hirnchirurgen, Börsenmaklerinnen und Investmentbanker. Und wir sind oft unternehmerisch tätig. Wir selbst sind Unternehmer, und die große Mehrheit unserer erwachsenen ADHS-Patienten sind ebenfalls Unternehmer oder auf dem Weg dahin. Dan Sullivan, selbst ADHS-Betroffener sowie Besitzer und Betreiber der Firma *Strategic Coach*, die Unternehmen unterstützt, schätzt, dass mindestens 50 Prozent seiner Klienten ebenfalls ADHS haben.

Leute mit ADHS sehen aus wie alle anderen, darum ist unsere Störung nicht gleich erkennbar. Das Innere unseres Kopfes aber ist völlig anders. Dort schießen Ideen hervor wie Maiskörner aus der Popcornmaschine, es rattert nur so, und das ohne erkennbaren Plan. Die Ideen kommen spontan, in unregelmäßigen Ausbrüchen. Und da wir diese seltsame Popcornmaschine nicht abstellen können, gelingt es uns oft auch nicht, den Ideenstrom nachts anzuhalten. Unser Geist scheint niemals zu ruhen.

Ja, unser Geist ist hier und dort und überall (gleichzeitig); nach außen erweckt das manchmal den Eindruck, wir wären *ganz woanders* und träumten vor uns hin. Darum verpassen wir manchmal den Anschluss – im übertragenen, aber auch im Wortsinn. Aber dann bauen wir stattdessen vielleicht ein Flugzeug oder kommen auf andere Weise voran. Möglich, dass wir mitten in einem Vorstellungsgespräch abschalten und dann den Job nicht bekommen, aber vielleicht hängt im Personalraum ein Poster, das uns auf eine Idee bringt, die uns zu einer patentierten Erfindung verhilft. Wir stoßen Menschen vor den Kopf, weil wir vergessen, wie sie heißen oder was wir ihnen versprochen haben, aber dafür verstehen wir vielleicht etwas, das sonst noch keiner verstanden hat. Wir schießen uns selbst in den Fuß, nur um dann spontan eine Methode zu entwickeln, die Kugel schmerzfrei wieder zu entfernen. Der große Mathematiker Alan Turing beschrieb uns eigentlich gut, als er sagte: «Manchmal sind es gerade die Menschen, von denen keiner etwas erwartet, die Unerwartetes vollbringen.» Das trifft es genau.

Will sagen: ADHS ist ein weitaus reicherer, komplizierterer, paradoxerer, gefährlicherer, aber auch potenziell vorteilhafterer Seinszustand als die zu stark vereinfachte Version, die die meisten Menschen darin sehen und die sogar detaillierte Diagnosekriterien uns vorgaukeln. Der Begriff «ADHS» bezeichnet eine Art, auf unserer Welt zu sein. ADHS ist weder ein vollkommenes Leiden noch ein reiner Vorteil. Sie umfasst eine ganze Vielfalt von Eigenschaften, die für einen ganz besonderen Geist spezifisch sind. Und sie kann Fluch oder Segen sein, je nachdem, wie man mit ihr umgeht.

Wahnwitzige, Poeten und Verliebte

So unterschiedlich sich ADHS auch bei den einzelnen Betroffenen manifestieren mag, gibt es doch einige Eigenschaften, die praktisch alle gemeinsam haben. Ablenkbarkeit, Impulsivität und Hyperaktivität sind klassische Deskriptoren, doch passender finden wir Shakespeares Worte über «Wahnwitzige, Poeten und Verliebte».

ADHS zu haben bedeutet nicht, dass man verrückt ist, daher

mag «wahnwitzig» ein zu starkes Wort sein. Risikobereitschaft aber und irrationales Denken gehen Hand in Hand mit ADHS-Verhalten. Wir sind ganz locker, wo andere besorgt sind. Wir sind entspannt, während wir nicht wissen, in welcher Richtung wir unterwegs sind. Eltern von ADHS-Teenagern fragen uns oft: «Was hat er sich bloß dabei gedacht? Er muss den Verstand verloren haben!» Desgleichen der Ehepartner, der uns fragt: «Warum macht er dieselbe dumme Sache immer und immer wieder? Ist das nicht die Definition von verrückt?»

Manche Leute nennen das einfach Nonkonformismus, aber dieser Begriff trifft es nicht. Wir *entscheiden* uns nicht dafür, nicht konform zu sein. Wir bemerken nicht einmal, wie der Standard ist, dem wir nicht entsprechen!

Menschen mit ADHS sind insofern Verliebte, als sie oft hemmungslose Optimisten sind. Kein Handel, der uns nicht gefällt, keine Möglichkeit, der wir nicht nachgehen, keine Gelegenheit, die wir nicht beim Schopfe packen wollen. Wir werden einfach davongetragen. Wir sehen grenzenlose Möglichkeiten, wo andere nur Grenzen sehen. Der Verliebte kann sich kaum zurückhalten, und mangelnde Zurückhaltung ist ein Hauptmerkmal von ADHS.

Das Poet-Sein lässt sich wohl am besten mit drei Schlagworten beschreiben: kreativ, verträumt und manchmal grüblerisch.

Der Begriff «Kreativität», so wie wir ihn im Zusammenhang mit ADHS verwenden, bezeichnet die angeborene Fähigkeit, das Bedürfnis und den unwiderstehlichen Drang, die eigene Vorstellungskraft regelmäßig und tief ins Leben hereinzuholen – in ein Projekt, eine Idee, ein Musikstück, eine Sandburg. Menschen mit ADHS verspüren beständig und immerfort den Wunsch, kreativ zu sein. Dieser namenlose Appetit ist unser ständiger Begleiter, ob wir ihn nun verstehen oder nicht; wir sind ganz und gar auf das Kreativsein ausgerichtet. Kreativität nimmt uns gefangen, hält uns in der Gegenwart fest und fasziniert uns vollkommen, ganz gleich, in welcher Gestalt sie daherkommt.

Auch wenn wir wach sind, träumen wir, stets schöpferisch, immer darauf aus, mehr aus etwas zu machen. Unsere Fantasie befeuert unsere Neugierde, wir müssen einfach wissen, was das für ein Geräusch war, was unter dem Stein steckte oder warum die Petrischale anders aussieht als letztes Mal, als wir sie betrachtet haben. Aber wir untersuchen das Geräusch, den Untergrund und die Petrischale. Darum ist das Wort «Defizit» in der Bezeichnung unserer Störung so unpassend. Tatsächlich leiden wir *nicht* unter einem Aufmerksamkeitsdefizit. Ganz im Gegenteil. Wir haben *zu viel* Aufmerksamkeit, um damit klarzukommen; ständig stehen wir vor der Herausforderung, sie zu beherrschen.

Das Grüblerische ist der besondere Segen und zugleich bittere Fluch von ADHS. Sie haben eine Vision. Vielleicht haben Sie eine neue Technik für einen einzigartigen Messerschleifer erfunden, oder Ihnen ist die Handlung für den perfekten Roman eingefallen. Welcher Art die Vision auch sein mag, Sie gehen ihr mit aller Intensität nach.

Doch dann ... enttäuscht das, was Sie geschaffen haben. Es enttäuscht nicht nur, Sie haben plötzlich das Gefühl, dass es ganz furchtbar ist, völlig misslungen, ein totaler Fehlgriff, und Sie verzweifeln zutiefst. Dann aber kehrt, ebenso plötzlich, die Vision wie aus dem Nichts zurück. Ihre Inspiration ist wieder da. Sie sehen alles vor sich, Sie wollen es und können nicht widerstehen – Sie müssen es einfach noch einmal versuchen. Und wieder geht es los, das Träumen, das Erschaffen und wahrscheinlich auch das Grübeln.

Wie die drei beschriebenen Charaktere – Wahnwitzige, Poeten und Verliebte – haben auch wir eine tiefe Abneigung gegen Langeweile. Langeweile ist für uns das reinste Gift, so wie Kryptonit für Superman. Sobald wir Langeweile (also einen Mangel an Stimulation) empfinden, suchen wir reflexhaft, augenblicklich, automatisch und unbewusst nach Stimulation. Ganz gleich, welcher Art diese ist, wir müssen einfach dem mentalen Notfall, dem «Hirnschmerz» begegnen, den Langeweile bei uns auslöst. Wir treten in Aktion wie mentale Rettungssanitäter. Vielleicht zetteln wir einen Streit an, um ein bisschen Stimulation zu erleben, vielleicht verfallen wir in einen wahren Kaufrausch, überfallen eine Bank, schnupfen Kokain – vielleicht erfinden wir aber auch das beste Gerät, das die Welt bisher gesehen hat, oder finden heraus, wie unser Geschäft endlich in Schwung kommt.

Widersprüchliche Neigungen

Die offizielle Definition von ADHS finden Sie im Anhang A. So können Sie nachvollziehen, wovon Ihre Psychiaterin oder Ihr Gutachter spricht, wenn sie oder er die Diagnose äußert. Abseits der klinischen Beschreibung aber könnte man sich ADHS als komplexe Ansammlung widersprüchlicher oder paradoxer Neigungen vorstellen: mangelnde Konzentrationsfähigkeit in Kombination mit der Fähigkeit zu absoluter Höchstkonzentration; mangelnde Zielstrebigkeit und zugleich höchst zielstrebiges Unternehmertum; ein Hang zur Prokrastination («Aufschieberitis») im Gespann mit der Gabe, die Arbeit einer Woche innerhalb von zwei Stunden zu erledigen; impulsive, starrköpfige Entscheidungen kombiniert mit erfindungsreichen, spontanen Problemlösungen; Ratlosigkeit im Umgang mit anderen einerseits und verblüffende Intuition und Empathie andererseits – die Liste ließe sich noch weiter fortsetzen.

Im Folgenden beschreiben wir etwas formaler die typischen Anzeichen von ADHS, aufgrund derer Sie vielleicht die klinische Diagnostik in Anspruch nehmen wollen.

Unerklärlicher Leistungsrückstand: Betroffene erreichen einfach nicht das, was ihr Talent und ihre Intelligenz erwarten lassen. Es gibt dafür keine offensichtliche Erklärung, wie etwa eine Sehschwäche, Krankheit oder kognitive Beeinträchtigung infolge einer Kopfverletzung.

Geistige Abwesenheit: Lehrerinnen und Lehrer, bei Erwachsenen auch Vorgesetzte und Partner äußern oft, dass der oder die Betroffene geistig abwesend ist, sich nur schwer konzentrieren und bei einer Aufgabe bleiben kann, keine kontinuierliche Leistung bringt, gute und schlechte Tage, helle und stockfinstere Momente hat. All dies bringt Lehrerinnen und Lehrer, Vorgesetzte und Partnerinnen oder Partner oft zu dem Schluss, dass die fragliche Person mehr Disziplin an den Tag legen, sich mehr bemühen solle und lernen müsse, *aufzupassen.* Das zeugt von dem Unwissen hinsichtlich ADHS – die Menschen unterstellen noch immer zu geringes Bemühen als Ursache für Desorganisation und mangelnde Aufmerksamkeit der Betroffenen. Biologische Tatsache ist jedoch, dass sie dies ohne Stimulation nicht *können.* Nicht etwa nicht wollen. Nicht *können.*

Schwierigkeiten mit Organisation und Planung: Im klinischen Jargon spricht man von Beeinträchtigungen der «exekutiven Funktionen». Ein Kind tut sich beispielsweise schwer damit, sich morgens anzuziehen. Sie schicken Ihre Tochter vielleicht mit dem Auftrag in ihr Zimmer, sich anzuziehen, und finden sie dann eine Viertelstunde später immer noch im Schlafanzug auf dem Bett, wo sie sich angeregt mit ihrer Puppe unterhält. Oder Sie bitten Ihren Ehemann, den Müll hinauszubringen, und er vergisst auf dem Weg zur Mülltonne, was er tun sollte, und geht ganz langsam *daran vorbei.*

Sie regen sich furchtbar auf – wie Sie es in der Vergangenheit schon so oft taten – und denken, Ihr Ehemann wolle Sie provozieren, sei passiv-aggressiv, zeige Trotzverhalten oder sei nur auf sich konzentriert. Doch es könnte den Gang zum Scheidungsanwalt ersparen, wenn Ihnen beiden jemand erklärte, dass das An-der-Mülltonne-Vorbeigehen wie Hunderte anderer scheinbar egoistisch-ignoranter Verhaltensweisen eben nicht auf Egoismus oder eine andere Charakterschwäche zurückgehen, sondern auf ein neurologisches Leiden, das zu inkonsistenter Aufmerksamkeit und einem so löchrigen Kurzzeitgedächtnis führt, dass eine Aufgabe binnen Sekunden wieder vergessen ist. Erschwerend kommt hinzu, dass dieselben Betroffenen hyperfokussiert sein, brillante Präsentationen punktgenau abliefern und vollkommen zuverlässig sein können, *wenn sie stimuliert sind.* Das lässt Außenstehende oft an der Diagnose zweifeln. Doch wie gesagt, Langeweile wirkt wie Kryptonit; der ADHS-Geist weicht vor Langweiligem zurück und entschwindet auf der fieberhaften Suche nach Stimulation, während der Mülleimer ungeleert bleibt.

Ausgeprägte Kreativität und Vorstellungskraft: Menschen mit ADHS zeigen in jedem Alter oft einen übersprudelnden Intellekt. Leider kann dieser reiche Quell durch jahrelange Kritik, Tadel, Zurechtweisungen, mangelnde Anerkennung sowie wiederholte Enttäuschungen, Frustration und echte Misserfolge irgendwann versiegen.

Schwierigkeiten mit Zeitmanagement, Neigung zur Prokrastination: Auch dies ist ein Element der exekutiven Funktionen, und zwar ein sehr interessantes. Wer von ADHS betroffen ist, erlebt die Zeit anders als andere Menschen. Das übersteigt die Vorstellungskraft vieler, und so stehen etliche Menschen unserem Problem ablehnend gegenüber und führen es auf mangelndes Bemühen, eine schlechte Einstellung oder puren Eigensinn zurück. Tatsächlich aber fehlt uns ein innerer Sinn für das Vergehen der Zeit; wir sind uns nicht bewusst, dass die Sekunden beständig vergehen und zu Minuten, Stunden, Tagen usw. werden. Entgegen den Gesetzen der Physik verändern wir in unserem Kopf das Wesen der Zeit. In unserer Welt sind wir uns der vergehenden Sekunden kaum bewusst; wir haben kaum innere Alarmzeichen oder sonstige Hinweise; uns fehlen vernünftige Zuordnungen von Zeitspannen für dies, dann das und danach das Nächste. Wir umgehen diese ganze Komplexität, indem wir die Zeit auf ihre einfachste Form reduzieren. In unserer Welt gibt es nur zwei Zeiten: «jetzt» und «nicht jetzt». Wenn wir hören, «wir müssen in einer halben Stunde los», dann verstehen wir «wir müssen nicht jetzt los». Aus «der Artikel muss in fünf Tagen fertig sein» wird für uns «er muss jetzt noch nicht fertig sein», und die fünf Tage könnten ebenso gut fünf Monate sein. Wir hören «ich muss irgendwann ins Bett gehen», wenn es tatsächlich hieß «es ist Zeit fürs Bett». Unser reduziertes Zeitempfinden bringt allerlei Kämpfe, Misserfolge, Jobverluste, enttäuschte Freunde und verpasste Romanzen mit sich, aber auch eine verblüffende Fähigkeit, unter extremem Druck hervorragend zu arbeiten, weil man sich des Zeitdrucks, der den meisten Menschen höchsten Stress verursacht, so aufreizend wenig bewusst ist.

Starker Wille, Dickköpfigkeit, Ablehnen von Hilfe: So dumm es auch wirken mag, viele Menschen (vor allem Männer) mit ADHS sagen geradeheraus: «Lieber versage ich auf meine Art, als dass ich mithilfe anderer Erfolg habe.»

Großzügigkeit: So schmerzhaft die Andersartigkeiten auch sein mögen, die wir mit uns herumtragen, ADHS bringt auch ein paar kleine Wunder mit sich, eine positive Energie, die kommt und geht. Wenn sie kommt, sind wir die großzügigsten Menschen überhaupt, mit dem größten Optimismus und Enthusiasmus. Tatsächlich sind wir, obwohl wir oft Hilfe von anderen ablehnen (siehe oben), häufig diejenigen, die Menschen, die es nötig haben, selbstlos Hilfe anbieten, auch dann, wenn wir sie gar nicht kennen. Darum sind so viele von uns so gut im Verkauf. Wir können charismatisch, ansteckend witzig, überzeugend sein und genau das, was Sie brauchen, wenn Sie niedergeschlagen sind.

Rastlosigkeit, besonders bei Jungen und Männern. **Tagträumen**, vor allem bei Mädchen und Frauen: Weil sie sich oft nicht hyperaktiv oder als Störerinnen präsentieren, sind unter Mädchen und Frauen aller Altersstufen die meisten nicht diagnostizierten Betroffenen zu finden. Es braucht schon sehr aufmerksame Eltern, Lehrerinnen und Lehrer, Partner, Vorgesetzte oder Ärzte, um die ADHS-Ausprägung mit mangelnder Aufmerksamkeit, aber ohne Hyperaktivität bei einem Mädchen oder einer Frau zu erkennen.

Besonderer, aktiver Humor: Schräg, unkonventionell, aber meist auch ziemlich anspruchsvoll. Viele Stand-up-Comedians und Comedy-Autoren haben ADHS, vielleicht auch deswegen, weil wir die Welt so ganz anders sehen. Wir leben außerhalb der sprichwörtlichen Schubladen.

Schon in jungen Jahren Schwierigkeiten, mit anderen zu teilen und zu spielen, zugleich das Bedürfnis, Freundschaften zu schließen: Im Verlauf des Lebens können sich soziale Probleme entwickeln, da Betroffene das Setting nicht richtig einschätzen und den Impuls, zu unterbrechen, sich einzubringen und dazwischenzureden, nicht unterdrücken können. Im Erwachsenenalter wirkt dies oft barsch, seltsam, rüde, egozentrisch, ungefiltert oder distanziert; tatsächlich aber steckt nur die nicht diagnostizierte und nicht behandelte ADHS hinter den Problemen. Darum bezeichnen wir die ADHS-Diagnose oft als eine «gute Nachricht»: Wenn man weiß, dass man betroffen ist, und die richtige Hilfe findet, kann das Leben nur besser werden – oft sogar *viel* besser.

Ausgeprägte Empfindlichkeit gegenüber Kritik oder Ablehnung: William Dodson, einer der klügsten Kliniker, die je über ADHS geschrieben haben, prägte den Begriff der *Rejection Sensitive Dysphoria* (RSD, deutsch «gegen Ablehnung empfindliche Dysphorie»). Dieser beschreibt die Neigung der ADHS-Betroffenen, zu früh und zu heftig zu reagieren, sobald sie nur die kleinste Herabsetzung, Schmähung oder auch nur negative Äußerung wahrnehmen. In Sekundenschnelle können sie an einem Tiefpunkt und untröstlich sein. Andererseits (bei diesem Syndrom mit seinen typischen Symptom-Gegensatzpaaren gibt es *immer* ein Andererseits) haben wir einen anderen Begriff geprägt, um das Gegenteil der RSD zu beschreiben: *Recognition Sensitive Euphoria* (RSE, deutsch etwa «für Anerkennung empfängliche Euphorie»). Er beschreibt unsere ausgeprägte Fähigkeit, Lob, Bestätigung und Ermutigung konstruktiv zu nutzen. So wie wir wegen einer winzigen Kritik am Boden zerstört sein können, kann uns schon ein kleines Lob auf einen sehr fruchtbaren Höhenflug schicken.

Impulsivität und Ungeduld: Wir treffen schnelle Entscheidungen und tun uns schwer mit einem Belohnungsaufschub. Beim Marshmallow-Test[1] fallen wir glatt durch. Wir arbeiten eher nach dem Motto «feuern, zielen, bereit» als «bereit, zielen, feuern». Die andere Seite der Medaille ist Kreativität. Kreativität ist Impulsivität von der guten Sorte. Man *plant* nicht, eine kreative Idee, einen Heureka-Moment, eine plötzliche Eingebung zu haben. Sie kommen *impulsiv* zu uns.

Der Drang, die Lebensbedingungen zu ändern: Mit zunehmendem Lebensalter manifestiert sich dieser als allgemeine Unzufriedenheit mit dem normalen Leben und als Bedürfnis, es zu verbessern, zu bereichern, ja so richtig auf Hochglanz zu bringen. Dieser Drang kann zu großen Leistungen und Kreationen führen, aber auch zu Süchten aller Art und vielerlei anderen gefährlichen Verhaltensweisen. Oft führt er zu beidem.

Viel Energie (daher der Begriff «Hyperaktivität» im Namen) und damit gepaart eine Tendenz zur Trägheit, die oft als Faulheit missverstanden wird.

Untrügliche Intuition in Kombination mit der Neigung, das Offensichtliche zu übersehen und wichtige Daten zu ignorieren.

1 Im Jahr 1972 entwickelte der Psychologe Walter Mischel von der Stanford University ein Experiment mit Marshmallows, um die Fähigkeit von Kindern zu Impulskontrolle bzw. Belohnungsaufschub zu testen. Er setzte die kleinen Probanden in einen Raum und erzählte, er würde für einige Zeit hinausgehen. Wenn sie wollten, dass er wiederkommt, bräuchten sie nur eine Glocke zu läuten und bekämen dann eine Belohnung (z.B. ein Marshmallow). Warteten sie aber ab, bis er unaufgefordert wiederkommt, gäbe es zwei Marshmallows.

Transparenz bis hin zur übertriebenen Offenheit: Eine Person, die einfach nicht katzbuckeln oder heucheln kann, die oft taktlos und politisch inkorrekt ist und sich nicht um die Konsequenzen schert ... ist oft von ADHS betroffen. Besonders bei Kindern führt dies allerdings oft dazu, dass sie impulsiv lügen, wenn sie in Verlegenheit geraten. Dahinter steckt weder ein charakterlicher Mangel noch das Fehlen eines Gewissens, wie es etwa bei einem Soziopathen der Fall ist. Vielmehr ist es der reflexhafte Versuch, die Wirklichkeit so zu verändern, wie man sie sich wünscht.

Suchtgefährdung und Anfälligkeit für zwanghafte Verhaltensweisen: Ob Drogen, Alkohol, Spielen, Kaufen, Sex, Essen, Sport oder Computer – wir ADHS-Betroffenen haben ein fünf- bis zehnmal höheres Risiko als jemand ohne ADHS, auf einem dieser Gebiete Probleme zu bekommen. Das rührt von dem oben erwähnten Drang zur Kreativität und daher, stets mehr aus der Realität machen zu wollen. Die positive Variante dieses Symptoms zeigt sich, wenn Sie das richtige kreative Ventil finden, etwa eine Firma gründen, ein Buch schreiben, ein Haus bauen oder einen Garten planen. Dann können Sie sich den Wunsch auf diesem Wege erfüllen, statt sich eine schlechte Gewohnheit zuzulegen oder gar eine Sucht zu entwickeln.

«Magnetische» Anziehungskraft für Probleme: Warum auch immer – Menschen mit ADHS ziehen Probleme oft geradezu magnetisch an. Sie sind es, die mit Gras erwischt werden, auch wenn 20 andere Jugendliche ebenfalls welches geraucht haben; als Erwachsene oder Kinder müssen sie als Sündenbock herhalten, sie werden häufiger beschuldigt und bestraft als andere. Sie sind es, die das Familientreffen, das

Businessmeeting oder die Diskussion in der Klasse sprengen, ohne es zu wollen. Zugleich kann diese Eigenschaft bewirken, dass dem Menschen mit ADHS von irgendwoher Ideen zufliegen, Energien, Vorahnungen und Vorstellungen, die zu großen Erfolgen führen. Zugleich schlägt die innere Nadel von ADHS-Menschen oft schon früh aus, sodass sie eine Veränderung in der Stimmung oder Energie einer Gruppe, Klasse, der Familie, Organisation, Stadt oder gar des Landes mit als Erste wahrnehmen. Noch bevor andere etwas bemerken, warnt der Betroffene dann davor, dass sich etwas zusammenbraut, oder rät, sich für eine kommende Gelegenheit bereitzuhalten. Beide Effekte lassen sich nach bisherigem Kenntnisstand nicht wissenschaftlich erklären, aber wir beobachten sie ständig bei unseren Patienten aller Altersklassen.

Die Neigung, zu externalisieren oder anderen Schuld zuzuweisen, ohne die eigene Rolle beim Problem zu erkennen: Dies ist verbunden mit einer allgemeinen Unfähigkeit, sich selbst akkurat zu beobachten, was naturgemäß zu einer stärkeren Externalisierung führt – schließlich erkennen Sie wirklich nicht, welche Rolle Sie selbst bei dem Problem spielen.

Negativ verzerrtes Selbstbild: Aufgrund der Unfähigkeit zur genauen Selbstbeobachtung in Kombination mit der erhöhten Empfindlichkeit gegenüber (vermeintlicher) Kritik und immer wieder erlebtem Leistungsrückstand haben Menschen mit ADHS meist ein unangemessen negatives Selbstbild. Einer unserer Patienten nennt die Störung «Aufmerksamkeitsdefizit-Zerr-Störung», weil sie die Wahrnehmung der Realität in so vielen Aspekten zerstörerisch verzerrt. Einerseits beruht Kreativität auf der Fähigkeit, sich eine andere Realität vorzustellen, das Normale zu etwas Besserem zu «verzerren»; andererseits kann dies einen der schmerzhaftesten Aspekte der ADHS bewirken, nämlich ein negatives Selbstbild. Wir sehen uns selbst wie im Zerrspiegel, nicht so, wie andere uns sehen. Wir nehmen nur unsere vermeintlichen Fehler und Mängel wahr und sind blind für die guten Seiten, die oft beträchtlich sind. Wir empfinden Scham, da wir uns selbst und die Reaktionen anderer auf uns fehlinterpretieren. Aus dieser Scham heraus, aber auch aus Furcht und aufgrund von Fehleinschätzungen lassen wir Chancen und Beziehungen ungenutzt.

Angeboren oder kulturell induziert?

Wissenschaftler schätzen, dass fünf bis zehn Prozent der Menschen mit verschiedenen der oben genannten Merkmale zur Welt kommen, also eine angeborene ADHS haben. ADHS gilt deshalb als eine der Verhaltensstörungen mit dem höchsten Erblichkeitsfaktor. «Erblich» bedeutet, dass bestimmte von den Eltern ererbte Gene die Wahrscheinlichkeit erhöhen, dass man im Laufe seines Lebens ADHS entwickelt. Sind beide Eltern betroffen, hat jedes ihrer Kinder ein Risiko von 50 bis 80 Prozent, ebenfalls die Störung zu haben. Das sind jedoch nur Durchschnittswerte. In Dr. Hallowells Familie etwa ist er betroffen, seine Frau nicht, und dennoch haben ihre drei Kinder allesamt ADHS.

Abgesehen von den Genen ist schon lange bekannt, dass bestimmte Umweltstressoren ADHS auslösen können, vor allem Kopfverletzungen oder Sauerstoffmangel während der Geburt, Infektionen im frühen Lebensalter oder jegliche Form von Hirnschädigung (etwa durch Fieber, Toxine wie Blei oder Quecksilber oder auch Traumata).

Bekannt ist zudem, dass Übergewicht oder Alkoholmissbrauch der Mutter sowie Rauchen während der Schwangerschaft ein erhöhtes ADHS-Risiko für das Kind mit sich bringen können. Noch nicht wissenschaftlich belegt, aber in der Erforschung hinsichtlich ihrer Wirkung auf neurologische Funktionen ist ein weiterer möglicher Risikofaktor: nichtionisierende elektromagnetische Strahlung. Diese tritt in hochfrequenter und niederfrequenter Form auf. Niederfrequente nichtionisierende Strahlung geht unter anderem von Stromleitungen und Mikrowellengeräten aus, hochfrequente (die neuere Form) von drahtlosen Netzwerken und Mobiltelefonen. Bleiben Sie dran.

Abgesehen von jenen mit biologisch begründeter ADHS gibt es noch unzählige Menschen, die sich verhalten, als hätten sie ADHS, doch bei näherem Hinsehen zeigt sich, dass sie keine diagnostizierbare Störung aufweisen. Die ADHS-ähnlichen Symptome dieser Menschen gehen auf unsere modernen Lebensbedingungen zurück. Ihre «ADHS» ist eine Reaktion auf die drastisch zunehmende Zahl von Reizen, die heute auf unser Gehirn einprasseln.

Die massive Verhaltenskonditionierung, der wir alle seit Einführung der allgegenwärtigen elektronischen Kommunikationsmittel unterzogen wurden, hat uns von Grund auf verändert. Diese dramatische, womöglich epochale Veränderung aber wird unterschätzt. Wir unterschätzen sie, weil wir mitten in ihr leben, wie Frösche in kaltem Wasser, das ganz langsam erhitzt wird, ohne dass sie hinausspringen – bis sie schließlich kochen. Unsere Welt wird in großem Maßstab zum Kochen gebracht, um im Bild zu bleiben. Und obwohl wir noch hinausspringen *könnten*, ist dies ziemlich schwierig, wenn wir zugleich in der modernen Welt funktionieren wollen. Das moderne Leben hat unser Gehirn an ein immer schnelleres Tempo gewöhnt, an immer mehr Leistung, daran, jeden Tag den ganzen Tag auf Empfang zu sein und nach ständiger Stimulation zu verlangen, ob durch Filme, Fernsehen, Konversation oder auch Nachrichten, und all das im Minutentakt. Die meisten von uns müssen inzwischen alle paar Sekunden auf einen Bildschirm schauen.

Das moderne Leben erzwingt diese Veränderungen, indem es unser Gehirn exponentiell mehr Daten verarbeiten lässt als je zuvor in der Menschheitsgeschichte und auch um ein Vielfaches mehr als vor Beginn des Zeitalters von Internet, Smartphones und Social Media. Die «Verdrahtung» unseres Gehirns ist mehr oder weniger dieselbe – soweit wir wissen, wenn auch einige Fachleute vermuten, dass sie sich verändert –, doch in unserem Bemühen, uns an das hohe Tempo und die auf uns einstürmenden Daten anzupassen, mussten wir neue, oft eher antisoziale Gewohnheiten annehmen. Diese Gewohnheiten bilden zusammen das, was wir mit VAST bezeichnen: *Variable Attention Stimulus Trait*, deutsch etwa «Merkmal, das eine variable Aufmerksamkeit für Reize kennzeichnet».[2] Das Akronym «VAST» bedeutet im Deutschen etwa «unüberschaubar» und spielt auf die Vielfalt der Reize an, denen wir ausgesetzt sind.

Ob Sie nun tatsächlich ADHS haben oder das umweltinduzierte VAST, es ist wichtig, dem Phänomen den Schrecken zu nehmen und sich auf das Gute daran zu konzentrieren. Natürlich sollen Sie nicht verleugnen, dass das, was Sie durchmachen, auch schlechte Seiten hat, aber wir möchten, dass Sie auch das Positive darin erkennen.

In den unten aufgeführten Deskriptoren für VAST findet sich keine Beeinträchtigung als Voraussetzung, denn wir beschreiben es nicht als Störung, sondern als Merkmal. Sie werden auch be-

---

2 Carrie Feibel, Gesundheitsredakteurin beim Fernsehsender KQED in San Francisco, schlug uns die Bezeichnung und Abkürzung vor. Wir waren davon so angetan, dass wir sie mit ihrer Erlaubnis übernommen haben.

merken, dass viele Stärken genannt werden. Und anders als bei einer formellen ADHS-Diagnose, die sechs von neun Kriterien im Bereich der Unaufmerksamkeit oder im Bereich der Hyperaktivität und Impulsivität erfordert (siehe vollständige Aufzählung in Anhang A), ist keine Anzahl der Deskriptoren festgeschrieben, um die Diagnose zu stellen, oder die «Beschreibung» oder das «Selbstporträt», wie wir es gerne nennen.

Die Diagnosekriterien für ADHS in Klassifikationssystemen wie der internationalen ICD, die von der Weltgesundheitsorganisation WHO herausgegeben wird, oder der US-amerikanischen DSM (*Diagnostisches und statistisches Manual psychischer Störungen*) mussten zwangsläufig einige Verwirrung stiften. Viele Menschen fragen sich, ob sie unter ADS oder ADHS leiden – offiziell gibt es ADS nicht mehr, sondern nur noch ADHS. Wenn Sie mindestens sechs von neun Symptomen aus dem Bereich der Unaufmerksamkeit aufweisen, jedoch keines aus dem Bereich der Hyperaktivität und Impulsivität, dann haben Sie laut aktueller Version 5 der DSM ADHS *vom vorwiegend unaufmerksamen Typ*. Diese wurde früher als ADS bezeichnet. Zeigen Sie sechs von neun Symptomen aus beiden Bereichen, haben Sie ADHS vom *Mischtyp*. Und wenn Sie eine der sehr wenigen Personen sind, die nur Symptome aus dem Bereich der Hyperaktivität und Impulsivität zeigen, haben Sie ADHS vom *vorwiegend hyperaktiv-impulsiven Typ*.

Unsere unten aufgeführten Deskriptoren für VAST würden wir niemals als «Diagnosekriterien» bezeichnen. Wenn Sie sich in der folgenden Liste insofern wiederfinden, als die beschriebenen Aspekte auf Sie zutreffen und Sie sich darin von anderen unterscheiden, nun, dann trifft VAST auf Sie zu, und unsere Hinweise zum besten Umgang mit diesem Merkmal können für Sie von Nutzen sein.

In der folgenden Tabelle finden Sie zu jedem Deskriptor einen Gegenpart, denn wie ADHS ist auch VAST von paradoxen Paaren gekennzeichnet, von Hochs und Tiefs, einerseits und andererseits. Darum ist das Leben mit VAST oft so verwirrend, aber auch aufregend und manchmal bahnbrechend innovativ. (Und wie Sie bemerken werden, gibt es viele Überschneidungen mit den 20 Deskriptoren für ADHS.)

Vorteilhaft	Nachteilig
Leidenschaftlich, voller Eifer, idealistisch; opfert alles für eine gute Sache oder einen Freund	Kann eine Sache unnachgiebig verfolgen; kann fanatisch, streitbar, irrational werden; «Ahab-Syndrom» (Besessenheit)
Manchmal penibel, besonders bei sehr wichtigen Projekten	Meist schlecht organisiert oder gar chaotisch; das Chaos kann so groß werden, dass Schulbesuch, Job oder Ehe in Gefahr sind
Kann in kurzer Zeit viel erledigen	Grundlegend anderes Zeitgefühl; es gibt nur JETZT und NICHT JETZT, daher herrscht Prokrastination, und nur weniges wird termingerecht erledigt
Vorliebe für das Unkonventionelle, Ungewöhnliche	Unfähigkeit oder Widerwille, sich anzupassen, auch wenn dies offensichtlich das Beste für ihn oder sie wäre
Ein Träumer, wie er im Buche steht; visionär; lebt in ihrer oder seiner imaginären Welt	Ist manchmal von der Realität so gelangweilt, dass sie oder er diese ignoriert und dann in Schwierigkeiten gerät
Ehrlich bis auf die Knochen; spricht aus, was andere nicht zu sagen wagen; geradeheraus und offen	Kann Gefühle verletzen und das Selbst beschädigen; kann aus Versehen grausam sein, was er oder sie eigentlich auf keinen Fall sein möchte
Intensiver Wunsch nach Freiheit und Unabhängigkeit; eigener Chef, selbstbestimmt sein	Hat Schwierigkeiten, im Team zu arbeiten oder Anweisungen anzunehmen; im Privatleben Probleme mit Intimität
Von Natur aus kreativ; die Ideen sprudeln nur so	Hat Schwierigkeiten, all die Ideen zu ordnen und damit etwas Produktives zu machen

Vorteilhaft	Nachteilig
Von Natur aus neugierig; will immer wissen, wer, was, wo, warum und wie; erst zufrieden, bis er oder sie die Antwort kennt	Lässt sich durch Neues oder jede Form von Rätsel, ungelöstem Problem oder verlockender Gelegenheit leicht ablenken, auch wenn diese völlig irrelevant sind
Ungeheuer energetisch, kennt scheinbar keine Erschöpfung	Impulsiv; kann nicht still sitzen oder in aller Ruhe ein Gespräch führen oder mit jemandem eine Idee erörtern
Hat das Gedächtnis eines Elefanten; erinnert sich an Einzelheiten, die Jahre zurückliegen	Vergisst, was er oder sie im benachbarten Zimmer wollte, wo der Autoschlüssel liegt; vergisst Geldbörse, Brille, Regenschirm; legt die Brötchentüte auf das Autodach und fährt dann los
Steckt voller Ideen	So viele Ideen, dass keine davon richtig umgesetzt werden kann
Entscheidungsfreudig; kann in Sekundenbruchteilen wichtige, komplexe Entscheidungen treffen	Ungeduldig; hasst Zweideutigkeiten; schießt aus der Hüfte
Stürzt sich voller Energie in neuen Plan oder Handel, neue Idee oder Beziehung, neues Projekt	Begeisterung lässt auf halber Strecke nach; er / sie hat Schwierigkeiten, das Interesse daran zu behalten
Übernimmt Verantwortung; tut, was zu tun ist	Kann schwer delegieren, vertraut nicht darauf, dass andere etwas genauso gut können
Hartnäckig; großes Durchhaltevermögen; würde «eher tot umfallen» als aufzugeben	Stur, würde eher auf die eigene Art scheitern als mit dem Rat von anderen Erfolg haben; versucht manchmal ein Leben lang, darin gut zu werden, worin er oder sie schlecht ist
Kann spontan handeln	Prokrastination ist oft ein großes Problem
Originell; sieht Lösungen, die andere nicht sehen; hat neue Ideen	Wirkt manchmal exzentrisch, ja sogar verrückt; stößt andere manchmal durch unkonventionelles Verhalten und Arroganz vor den Kopf
Selbstbewusst, souverän	Unsicher, hat trotz zur Schau getragenem Selbstbewusstsein das Gefühl, der eigene Erfolg sei eigentlich unverdient

Vorteilhaft	Nachteilig
Arbeitet sehr hart	Getrieben, zwanghaft, findet kein Ende, manisch
Blitzschnell arbeitender Geist	Kann den Kopf nur schwer abschalten, daher suchtgefährdet
Risikobereit; bei Krisen- und Gefahrensituationen besonders fokussiert und leistungsstark	Braucht die Gefahr, um sich wirklich lebendig zu fühlen
Sieht das große Ganze früher als andere	Hat Schwierigkeiten damit, Dinge umzusetzen und Details abzuarbeiten
Großzügig, großherzig; gibt gern und erwartet keine Gegenleistung	Kann zu große Zugeständnisse machen
Witzig; der Mittelpunkt der Party; findet zu jedem Kontakt	Insgeheim einsam; hat das Gefühl, niemand kennt sie / ihn wirklich
Innovativ	Kann oder will Anweisungen nicht folgen
Bei Interesse extrem aufmerksam	Leicht ablenkbar; Gedanken schweifen ab, wenn das Interesse an der Sache fehlt; konsultiert oft elektronische Geräte; lässt sich nur schwer von etwas fesseln
Zeigt großes Talent auf mehreren Gebieten	Zeigt großes Unvermögen auf mehreren Gebieten
Begeistert vom Leben; möchte alles ausprobieren; kann nie genug bekommen	Zu viele Verpflichtungen; kurz davor, durchzudrehen
Starke Führungspersönlichkeit; charismatisch	Hasst die Führungsposition; befürchtet, alle zu enttäuschen; ist sich des eigenen Charismas nicht bewusst
Blüht in sehr anregenden Situationen regelrecht auf	Empfindet Zufriedenheit als langweilig und kann herkömmliches Glück sprengen, um mehr Stimulation zu erreichen
Liebt Diskussionen, Konflikte, Wortgefechte	Intimität fällt schwer, es sei denn, der Partner / die Partnerin ist ähnlich gestrickt

KAPITEL 2

Den Dämon im Kopf verstehen

Stellen Sie sich einen Mann namens Hank vor. Er ist ein geborener Verkäufer, geschickt im Umgang mit Leuten, ein Menschenkenner.

Aber Hank leidet auch unter geistigen Qualen, und das ist kein zu starkes Wort für das, was er durchmacht. Er verbringt kürzere oder längere Zeitabschnitte – fünfzehn Minuten hier, eine Stunde dort, manchmal sogar einen ganzen Samstagmorgen oder länger – mit *Brüten.* Beunruhigende, zerstörerische Gedanken, Bilder, Vorstellungen und Gefühle tauchen plötzlich ungebeten in seinem Kopf auf wie Felsen in schnell strömendem Wasser, während er verzweifelt versucht, sein mentales Floß zu stabilisieren. Immer wieder drängen sie sich in sein Bewusstsein und bringen ihn ins Trudeln, während er tapfer versucht, eine weitere Fahrt durch die unerbittlichen Stromschnellen in seinem Inneren zu überstehen.

Gefesselt von der Flut negativer Gedanken sitzt Hank in seinem Sessel im Wohnzimmer, die Füße auf dem Boden, die Finger in die Armlehnen gekrallt, und starrt aus dem Fenster in einen sonnigen Nachmittag. Natürlich sieht er, was sich da draußen befindet – im Vordergrund eine Ulme, dahinter die Straße –, doch er kann dieses Szenario nicht richtig aufnehmen. Alles, was er in diesem Augenblick spürt, sind Gefahr und noch mehr metaphorische Klippen, die es zu umschiffen gilt.

Dieser schreckliche Prozess des Grübelns gehört genauso zu Hanks Routine wie Zähneputzen oder zur Arbeit fahren. Nur, dass es länger dauert und lediglich Schmerz, keinen Lohn abwirft.

Inzwischen vierzig Jahre alt, ist Hanks berufliche Leistung unterdurchschnittlich, und das nicht, weil es ihm an Talent mangelt – sein Talent lässt sich mit Händen greifen, wie sein Chef meinte –, sondern weil es ihm «einfach nicht gelingt, sein Leben auf die Reihe zu bekommen», um seine verzweifelte Frau zu zitieren.

Hank ist darüber verzweifelter als alle anderen, was nur seine unablässigen Selbstvorwürfe befeuert. Er hat es mit Antidepressiva versucht, die aber nichts bewirkten, außer seine Libido zu senken und damit eine der wenigen Freuden seines Lebens zu schmälern. Er hat es mit einer Psychotherapie versucht, die paradoxerweise Schuldgefühle bei ihm hervorrief, denn er hatte das Gefühl, den Psychologen zu frustrieren und sich inkompetent fühlen zu lassen. «Es ist nicht Ihr Fehler, Doktor», meinte er bei ihrem letzten Treffen, dem Treffen, bei dem sich Hank selbst als unheilbaren Fall bezeichnete. «Ich bin einfach anders verdrahtet. Ich habe eine dunkle Seite in mir, und ich sollte mich einfach damit abfinden.»

Wie viele Menschen macht sich Hank oft große Sorgen. Aber da er überdies unter ADHS leidet, haben sich seine Sorgen und Ängste verschlimmert. Viele Menschen mit ADHS (oder mit den VAST-Merkmalen) konzentrieren sich – paradox für eine Krankheit, die gemeinhin mit einem Mangel an Fokus assoziiert wird – so sehr auf ihre Ängste, dass sich tiefe Spuren in ihr Denken eingraben. Und wie Spurrillen auf der Straße kann es schwierig sein, sie zu umgehen. Zum Glück wissen wir inzwischen, wie diese Spuren entstehen und wie es gelingen kann, die eigene Psyche aus ihnen heraus zu steuern.

Neue Befunde, neue Hilfe

Beschäftigen wir uns nun mit einem der weltweit größten Triumphe der vergangenen dreißig Jahre: Fortschritte in der Hirnforschung. Nach Jahrtausenden moralischer (*Es ist alles eine Frage der Willenskraft, reiß' dich zusammen*), religiöser (*Leg' dein Leiden in Gottes Hände* oder *Was auch immer Er gibt, Er gibt das Beste*) oder philosophischer (*Kontrolliere, was du kontrollieren kannst, akzeptiere, was du nicht kontrollieren kannst*) Erklärungen und Heilmittel für psychisches Leid leben wir heute endlich in einer Zeit, in der wir das materielle Substrat untersuchen können, in dem sich all das abspielt, nämlich unser Gehirn und das dazugehörige Nervensystem. Wir können die vielen Moleküle im Gehirn, die elektrische Aktivität, die Durchblutung, den unterschiedlichen Verbrauch von Glucose (Energie) und Sauerstoff sowie die Größe verschiedener Hirnregionen messen und diese Größe mit der Funktion dieses Areals in Beziehung setzen. Wir sind dabei, die Genetik hinter der Gehirnfunktion zu verstehen, ebenso die Epigenetik, den wechselnden Einfluss der Umwelt auf die Expression unserer Gene.

Beispielsweise liegt es an der Epigenetik, dass Sie vielleicht mit Genen geboren wurden, die eine Veranlagung für Depressionen mit sich bringen, diese Gene aber aufgrund liebevoller Eltern und eines stützenden Schulsystems niemals exprimiert, also aktiv, werden. Sie leiden Zeit Ihres Lebens niemals an Depressionen, obgleich Sie die Gene in sich tragen, die dazu hätten führen können. Wenn Sie hingegen lieblose Eltern hatten, wenn Sie niemals fürsorgliche und positive Rückkopplung oder, schlimmer noch, Trauma und Missbrauch erlebt und überdies Gene geerbt haben, die Sie für Depressionen oder andere psychische Störungen anfällig machen, dann ist das Risiko viel höher, dass diese Gene exprimiert werden. Ganz gleich, um welches Merkmal, welche Störung oder Krankheit es sich handelt, Anlage versus Umwelt läuft *stets auf beides* hinaus. Eine positive Umwelt kann den Einfluss negativer genetischer Anlagen dramatisch verringern, aber leider gilt auch das Umgekehrte: Eine feindliche Umwelt, wie kalte und distanzierte Eltern, ständige Konflikte oder echte Traumata, kann während des Heranwachsens gute Anlagen, also gute Gene, unterdrücken.

Die Epigenetik hat dazu beigetragen, die wunderbare Eigenschaft des Gehirns zu belegen, sich im Lauf unseres Lebens zu verändern. Diese Eigenschaft, die als *Neuroplastizität* bezeichnet wird, gehört zu den wichtigsten neurowissenschaftlichen Entdeckungen der letzten Generation. Lange gingen Wissenschaftler und Wissenschaftlerinnen davon aus, das Gehirn sei ab einem bestimmten Alter – sagen wir, dreißig Jahren – mehr oder weniger unveränderbar; anschließend seien die Würfel gefallen und das Gehirn «fertig».

Die Vorstellung von einem unveränderlichen Gehirn brachte eine Fülle gängiger Klischees und landläufiger Meinungen hervor wie die, dass ein alter – oder selbst ein erst mittelalter – Hund keine neuen Tricks mehr lernt, dass niemand ab dreißig aus seiner Haut kann, dass man ist, wer man ist und sich besser damit abfindet, weil keine noch so intensive Therapie, Lebenserfahrung oder Zauberei eine echte Kerbe in die Architektur Ihres Gehirns oder Ihrer Persönlichkeit schlagen kann, es sei denn, zum Schlechteren beispielsweise durch Krankheit, Schlaganfall, Gifte, Alkohol, Drogen oder Demenz.

Falsch! Wie bei vielen Volksweisheiten über Geist und Gehirn der Fall, wissen wir es inzwischen besser. Dank der Fortschritte in den Neurowissenschaften wissen wir inzwischen: Was wir tun, wen wir lieben, wo wir leben, was wir essen, wie viel wir uns bewegen, welche Art Stress wir erleben, ob wir ein Haustier haben, ob wir viel lachen – all dies und Abermilliarden Dinge mehr, die wir erleben, verändern uns in subtiler Weise. Unser Gehirn reagiert der Reihe nach auf all diese Schlüsselreize.

Den meisten Menschen ist nicht klar, was für wunderbare, gute Neuigkeiten das sind. Wir können ändern, wer wir sind und in welche Richtung wir gehen. Es ist nicht einfach, aber es ist machbar, und zwar in jedem Alter. Man ist niemals zu alt, um ein neues Leben zu beginnen, eine neue Liebe zu finden, bessere Tage zu sehen. Unser Gehirn bietet uns tagein, tagaus diese Chance. Wir müssen das Geschenk nur annehmen.

Die Forschung der letzten dreißig Jahre erklärt überdies zumindest teilweise die Spannungen und die Widersprüchlichkeit, die im Zentrum von ADHS und VAST stehen. Sie erklärt, was in unserem Gehirn geschieht und zu Kreativität, Unternehmertum und Dynamik führt, aber gleichzeitig auch zu irrationalem Brüten, Sich-Sorgen-Machen, Grübeln sowie zu selbstzerstörerischem Suchtverhalten und Zwängen. Wenn Hank von all dem gewusst hätte, wäre er vielleicht in der Lage gewesen, seine quälenden Gedanken zu umgehen. Er hätte beginnen können, seine Talente – Empathie, emotionale Intelligenz und Kreativität – zu nutzen und so in seinem gewählten Beruf ausgezeichnete Leistungen zu erbringen.

Das Gehirn: Grundlagen

In Kapitel 1 haben wir betont, dass ADHS ein Syndrom der Widersprüche und Paradoxien ist. Jedes negative Merkmal hat ein korrespondierendes positives Merkmal und umgekehrt. Man kann sich konzentrieren, aber dann auch wieder nicht, oder man wird in einen Hyperfokus gezwungen, wenn man nicht will. Wir haben die Inkonsequenz betont, die von diesen widerstreitenden Kräften hervorgerufen wird, und unterstrichen, dass ADHS niemals nur gut oder nur schlecht ist. Nun können wir erklären, warum das so ist.

Entscheidend für das Geschenk der Kreativität wie auch für den Fluch des Brütens sind zwei Denkweisen, die wir als den Engel und den Dämon bezeichnen möchten. Diese Bezeichnungen haben keinerlei religiöse Bedeutung. Wir stellen uns darunter eher den wohlmeinenden Geist vor, der uns von der einen Schulter Ermutigungen ins Ohr flüstert, während uns der Irrwisch auf der anderen Schulter schreckliche Ratschläge erteilt. Der Engel symbolisiert das Geschenk, der Dämon den Fluch. Mit praktischen Werkzeugen kann man lernen, den Engel zu aktivieren und gleichzeitig den Dämon in Schach zu halten – oft ohne Medikamente.

Um all das verständlich zu machen, wollen wir mit einigen praxisbezogenen Erklärungen beginnen, die für alle Menschen gelten, ob VAST, ADHS oder «neurotypisch», wie wir in der Psychiatrie sagen.

Wenn man sich mit einer Aufgabe, gleich welcher, beschäftigt, sei es das Braten von Spiegeleiern, das Schreiben einer E-Mail oder das Graben eines Lochs, «leuchten» verschiedene Neuronengruppen auf, die in ihrer Gesamtheit als «Konnektom» bezeichnet werden. Das können wir mithilfe bildgebender Verfahren wie der funktionellen Magnetresonanztomografie (fMRT) beobachten. Es ist wie ein lebendiges, sich bewegendes Bild und kommt der Idee, dem Gehirn beim Denken zuzusehen, so nahe, wie es uns momentan möglich ist.

Der Teil des Konnektoms, der aufleuchtet, wenn man sich mit einer Aufgabe beschäftigt, wird als *Task Positive Network*, kurz *TPN*, bezeichnet, und es sorgt dafür, dass man sich mit der anstehenden Aufgabe beschäftigt. Man erledigt bewusst eine bestimmte Aufgabe und konzentriert sich derart darauf, dass man kaum bemerkt, was rundherum vorgeht. In diesem Zustand ist man sich nicht bewusst, ob man glücklich ist oder nicht, was genauso gut wie Glücklichsein ist, vielleicht sogar noch besser, weil man keine Energie mit Selbsteinschätzung verschwendet. Vielleicht frustriert einen die Aufgabe irgendwann, und man ärgert sich hin und wieder oder ist entmutigt, doch wenn man durchhält und weitermacht, bleibt auch das TPN aktiv; diese Momente gehen vorbei, und das TPN, dieser Auftrieb gebende Teil des Konnektoms, trägt einen weiter. Wenn man mit dem TPN denkt, ist man im Engel-Modus. Aber man kann auch im TPN gefangen sein und sich in eine Aufgabe vertiefen, von der man sich nicht mehr lösen kann. Das ist der hyperfokussierte Zustand, in den Menschen mit ADHS verfallen können. Statt hilfreich zu sein, kann dieser Zustand dazu führen, dass man sich in eine Aufgabe verbeißt, unfähig, den Bildschirm abzuschalten, das Fernsehen auszustellen oder von einem Absatz zum nächsten überzugehen. Das ist die oft unbekannte Kehrseite der Aufmerksamkeitsfokussierung.

Dass so viele Leute heutzutage oft abgelenkt aussehen und sich benehmen, als hätten sie alle ADHS oder VAST, liegt im Übrigen daran, dass immer weniger Menschen Zeit im *Task Positive Network* verharren. Sie verbringen nicht genug Zeit damit, sich auf eine einzige Aufgabe zu konzentrieren, sicherlich nicht lange genug, um ein Loch zu graben, das tief genug ist, oder eine E-Mail zu schreiben, die länger als ein oder zwei Sätze ist, oder mehr zu tun, als ein Ei nur anzuschauen, geschweige denn, es zu braten. Leider ähnelt das TPN einem Muskel, der verkümmert, wenn man ihn nicht gebraucht. Während wir also geistig herumflattern, wird das TPN immer schwächer, und unsere Aufmerksamkeitsspanne verkürzt sich.

Wenn Sie Ihrem Geist erlauben, von einer Aufgabe abzuschweifen, oder wenn Sie die Aufgabe beenden oder wenn Sie während der Arbeit an der Aufgabe aus Ärger oder Entmutigung eine zu lange Pause machen, greift das TPN auf einen anderen Teil des

Konnektoms zurück. Nicht überraschend – angesichts der Tatsache, dass wir auf diese Einstellung zurückgreifen (englisch *to default*) – wird dieser andere Teil des Konnektoms als *Default Mode Network* (DMN, deutsch *Ruhezustandsnetzwerk*) bezeichnet. Das DMN fördert ausgedehnte fantasievolle und kreative Gedankengänge. Die hintere Hälfte des DMN – die als *«posteriorer Gyrus cinguli»* bezeichnet wird – erleichtert den Zugriff auf Ihr autobiografisches Gedächtnis, Ihre persönliche Geschichte. Das erlaubt Ihnen, sich zurückzubesinnen, in der Vergangenheit zu schwelgen und sie zu analysieren. Der vordere Teil, der mediale präfrontale Cortex, tut genau das Gegenteil. Er versetzt Sie in die Lage, nach vorn zu schauen und über die Zukunft nachzudenken, sich die Zukunft vorzustellen und sie zu planen.

Im DMN-Modus kann man in den Tag träumen (und die nächste Ausfahrt verpassen) oder interessante Verbindungen zwischen Konzepten herstellen (hilfreich, wenn es um Rätsel oder Witze oder um das Lösen von Kreuzworträtseln geht oder den nächsten genialen Einfall). Sicherlich wurde das Rad im DMN-Modus erfunden!

DMN und TPN sind das Ying und Yang unseres Gehirns. Beide helfen uns in gewisser Weise, halten uns aber auch zurück. Das eine Netzwerk ist nicht besser als das andere. Aber so hilfreich das DMN auch sein kann (engelhaft auf seine Weise), ist es für das ADHS- oder VAST-Gehirn wegen unserer Neigung zum unablässigen Grübeln, während wir in diesem Modus gefangen sind, auch ein Dämon (wie sein englisches Akronym schon andeutet, denn DMN erinnert an *damn*, verdammt).

Der störanfällige Schalter

Für neurotypische Menschen erlaubt das periodische Umschalten auf das DMN, geistig etwas Ruhe und Entspannung zu finden – beispielsweise zum Tagträumen, was nicht unbedingt schlecht ist. Aber höchst kreative und fantasievolle Menschen – wie diejenigen unter uns, die ADHS oder VAST haben – bleiben häufig im DMN-Modus *stecken*, was zu schrecklichen negativen, trüben und selbstkritischen Gedanken wie denjenigen führt, die Hanks Erleben prägen, wie Anfang des Kapitels besprochen.

Wir alle sind so verdrahtet, dass wir uns weitaus häufiger fürchten und Katastrophen vorstellen, statt uns behaglich und sicher zu fühlen (zusammen mit unseren fünf Sinnen ist unsere Fantasie der wichtigste Gefahrendetektor, mit dem uns die Evolution ausgestattet hat). Menschen mit ADHS oder VAST neigen jedoch besonders zum Schwarzsehen, denn sie haben in ihrem Gedächtnis ein Leben voller Fehlschläge, Enttäuschungen, Scham, Frustrationen, Niederlagen und Befangenheit abgespeichert. Wenn Menschen mit ADHS einen Moment Zeit haben, um darüber nachzudenken, was wohl als Nächstes geschehen wird, hat das Leben sie gelehrt, sich das Schlimmste vorzustellen und das Schlimmste zu erwarten. Allzu viele Erlebnisse sind jederzeit leicht abrufbar, um die Erfahrung zu belegen, dass das Leben kein Rosengarten ist.

Die bahnbrechenden Arbeiten von John Gabrieli, Neurowissenschaftler und Professor am Massachusetts Institute of Technology (MIT), verweisen auf einen weiteren Grund, warum Menschen mit ADHS oder VAST eher zu negativen Gefühlen neigen.

«Ich stelle mir das Ruhezustandsnetzwerk als unser internes Selbstsystem vor», meint Gabrieli. «Es ist ein bisschen so etwas wie ein Plappermaul.» Manches Geplapper ist gut, manches aber auch zerstörerisch.

Anders gesagt sieht Gabrieli ein doppeltes Problem, wenn ADHS ins Spiel kommt. Das erste ist die «antikorrelative Eigenschaft» der beiden Netzwerke. Stellen Sie sich eine Wippe vor. Wenn das TPN in einem neurotypischen Gehirn angeschaltet und mit einer Aufgabe beschäftigt ist, dann ist das DMN abgeschaltet. Wie sich im fMRT zeigt, ist das DMN in einem ADHS-Gehirn jedoch *auch dann* aktiv, wenn das TPN angeschaltet ist, versucht sich vorzudrängen und das Gehirn in den Griff zu bekommen, sodass es von seiner Aufgabe abgelenkt wird. *Bei Menschen mit ADHS konkurriert das DMN daher mit dem TPN, während dies bei den meisten Menschen nicht der Fall ist.*

Ein weiterer wichtiger Punkt ist, so Gabrieli, dass innerhalb des DMN selbst zwischen der vorderen und der hinteren Region etwas Ähnliches geschieht: «Typischerweise herrscht im Ruhezustandsnetzwerk des Gehirns Synchronizität. Beide Regionen gehen gemeinsam hoch und runter. Nicht so in einem ADHS-Gehirn. Diese Gehirne sind wie aus dem Takt geraten, sie sind desynchronisiert.» Das ist mit antikorrelativ gemeint. Statt an einem Strang zu ziehen, arbeiten die beiden Regionen gegeneinander.

Als sei das noch nicht kompliziert genug, erklärt Gabrieli ein noch wichtigeres Problem, das das ADHS-Gehirn plagt. Es geht darum, wie diese beiden Netzwerke interagieren, sowohl intern als auch miteinander. Während er seine Brille zurechtrückt, bringt er sein stärkstes Argument:

«Wenn es eine Kernaussage gibt, um die Komplexität von DMN und TPN zusammenzufassen, dann läuft die Sache darauf hinaus, dass die Kippschalter zwischen beiden bei Menschen mit ADHS nicht richtig funktionieren.»

Mit anderen Worten rutscht der DMN-Modus bei den meisten Menschen nicht so leicht in den TPN-Modus; die Gänge greifen gut ineinander und sind nicht störanfällig. Bei Menschen mit

ADHS sind diese Gänge jedoch ausgeleiert, und übrig bleibt dieser gefährliche/wunderbare Fluch bzw. dieses gefährliche/wunderbare Geschenk. Es handelt sich tatsächlich um eine Fehlfunktion der Vorstellungskraft und erklärt den Zusammenfluss des Kreativen und des Depressiven, das wir so oft in ein und derselben Person finden, selbst innerhalb einer einzigen Stunde.

Die kreative Seite gewinnt die Oberhand und etwas Wunderbares nimmt Form an. Aber dann beginnt die depressive Seite zu nörgeln. «Das ist hässlich. Du hast wieder einmal versagt.» Die kreative Seite krümmt sich unter dem Druck, bis ihre natürliche Resilienz und Auftriebskraft – oder der störanfällige Schalter – sie mit einem lauten Knall wieder von der Bühne katapultiert.

Segen und Fluch konkurrieren um Vorrang, um Aufmerksamkeit. Wenn das DMN wunderbare Bilder hervorruft, ist es unser goldenes Werkzeug. Doch wenn es entgleist, mit dem TPN kollidiert und unser Bewusstsein kapert, dann wird das DMN der Dämon, der Sitz des Elends, das Leiden der Fantasie. Im DMN-Modus in der Vergangenheit oder Zukunft gefangen, kann es passieren, dass man Projekte aufgibt, die man einst voller Enthusiasmus begonnen hat, dumme Fehler macht oder, schlimmer noch, grundlos in eine zutiefst unglückliche und verzweifelte Stimmung verfällt.

Alle kreativen Menschen kennen das Phänomen, einen Höhenflug zu erleben – etwas zu schaffen –, während eine negative Stimme versucht, diesen Schaffensprozess zu unterbrechen, nur allzu gut. Das ist der fehlerhafte «Kippschalter», der dem DMN erlaubt, ins TPN einzubrechen. Darin gefangen zu sein, ist schmerzhaft; der Begriff vom «gequälten Künstler» ist durchaus passend. Viele unserer größten Wissenschaftlerinnen, Erfinder, Schauspieler und Schriftstellerinnen haben mit diesen störanfälligen Verbindungen gekämpft, mit diesem Schwanken zwischen dem Schaffen großer Werke und dem Versinken in Verzweiflung, wobei nicht wenige von ihnen Erleichterung in Drogen, Alkohol oder selbstzerstörerischen Zwangshandlungen gesucht haben.

ADHS und Sucht

Wenn das DMN herrscht, dann verlangt es nach *mehr.* Dieser Hunger lässt sich durch schöpferische Leistung, durch unternehmerisches Handeln oder – am besten – durch Liebe befriedigen. Aber falls sich diese Bemühungen nicht auszahlen – Ihr Roman kommt bei den Leserinnen und Lesern nicht an, die Verhandlungen laufen schief, die Beziehung endet –, muss man die Suche von vorn beginnen und herausfinden, wie man den Alltag so zum Strahlen bringt, dass er den Hunger der eigenen Fantasie stillt.

Dieser Hunger kann zwar in mancherlei Hinsicht zu wunderbaren Leistungen führen, im Extremfall ist es jedoch *genau derselbe Hunger, der in die Sucht führt.* Daher kommen Süchte aller Art bei Menschen mit ADHS fünf bis zehn Mal häufiger vor als in der Allgemeinbevölkerung. Wir leben mit einem Trieb in unserem Innersten, der sich nur auf bestimmte Weise befriedigen lässt. Schöpferische Leistung ist vielleicht die adaptivste, wertvollste und nachhaltigste Weise, damit umzugehen, während Süchte aller Art besonders maladaptiv und zerstörerisch sind.

All dies trägt viel dazu bei, die so oft beobachtete Binsenweisheit zu erklären, dass schöpferisches Talent so häufig Hand in Hand geht mit Sucht, Depression, bipolarer Störung, ADHS und psychischen Problemen aller Art. Das liegt weitgehend an der Überschneidung von Engel- und Dämon-Modus, den störanfälligen Verbindungen, die in diesem Teil des Gehirns höchst kreativer Menschen und sicherlich bei Menschen mit klassisch definierter ADHS auftreten. Obgleich die Verbindung bislang nicht formal untersucht wurde, sehen wir Menschen mit VAST (*Variable Attention Stimulus Trait*, siehe Kapitel 1) in unserer Praxis, die ebenfalls zunehmend mit Suchtproblemen zu kämpfen haben.

Der störanfällige Schalter in Aktion

Nun, da Sie ein wenig mehr über die störanfälligen Verbindungen und die fehlerhaften Kippschalter im ADHS-Gehirn wissen, erkennen Sie vielleicht allmählich, wann Sie oder einer Ihrer Lieben in einem Modus «festhängt» und welcher Teil des Gehirns sich da gerade in den Vordergrund drängelt. Das ist nicht nur von akademischem Interesse, sondern auch von enormem *praktischem* Wert; darauf werden wir später noch zurückkommen.

Aber zuerst ein Beispiel: John Rateys Onkel Ron. Leider weilt er nicht mehr unter uns, doch die Geschichten rund um seine ADHS sind in der Familie legendär und werden auf Familientreffen immer wieder liebevoll hervorgekramt. Ron war ein allseits geschätzter Grundschullehrer und zog zusammen mit seiner innig geliebten Frau Gretchen vier Kinder groß.

Eines Tages machten sich Ron und Gretchen nach einem langen kalten Winter auf den Weg, um im Baumarkt Frühlingsblumen und andere Pflanzen für den Vorgarten samt einiger anderer notwendiger Dinge fürs Haus einzukaufen. Auf dem Parkplatz entschieden sie, sich aufzuteilen: Ron sollte die Pflanzen einkaufen, während Gretchen sich in die Sanitärabteilung aufmachte. Voller Enthusiasmus begab sich Onkel Ron schnurstracks in die Gartenabteilung. Er versank tief im DMN-Modus, stellte sich vor, wie all die Blüh- und Blattpflanzen im Vorgarten aussehen würden, machte sich im Geist Notizen, wo in der Garage sich seine Schaufel, Dünger und seine Pflanzgeräte befanden, und träumte davon, wie wunderbar der Vorgarten aussehen würde, wenn alles fertig war.

Zu Hause vertiefte sich Ron beim Graben und Pflanzen völlig in seine Tätigkeit, berechnete den perfekten Abstand zwischen den Pflanzen, hob exakte, gleich große Löcher aus und achtete darauf, die Wurzeln nicht zu verletzen, wenn er die Pflanzen aus den Containern zog.

Die Arbeit ging gut voran, bis seine Teenager-Tochter Renee aus der Haustür trat und fragte:

«Dad, wo ist Mom?»

Es dauerte eine Minute, bis die Frage in Onkel Rons Bewusstsein drang. Er erkannte plötzlich, dass er Gretchen im Baumarkt zurückgelassen hatte. Als er den Parkplatz verließ, war er dermaßen auf den vorderen Teil seines DMN, auf die Planung der Zukunft und das Sich-Ausmalen des Gartens konzentriert, dass er keinen Zugriff auf den hinteren Teil seines DMN hatte, die Vergangenheit, die ihm sagte, dass er eine Frau hatte, die er sehr liebte, und ihn daran erinnerte, dass sie gemeinsam zum Baumarkt gefahren waren.

Wenn Sie nun glauben, er wäre in Panik geraten, hätte sich wortreich entschuldigt und an die Liebe seines Lebens gedacht, die gestrandet und allein auf dem Parkplatz stand, dann irren Sie sich. Onkel Ron steckte nun so tief im TPN-Modus und war so auf die singuläre Aufgabe fokussiert, seine Pflanzen in die Erde zu bringen, dass er weiterhin mit einer Hand sorgfältig die Krumen rund um eine Päonie glättete, während er Renee mit der anderen den Autoschlüssel zuwarf und sie anwies, das Auto zu nehmen und ihre Mutter abzuholen.

«Aber Dad!», wandte Renee ein. «Ich habe doch nur einen Lernführerschein und darf nicht alleine fahren.»

Onkel Ron kümmerte sich intensiv um seine Kinder und liebte sie sehr. Er begleitete Renee oft als Beifahrer, während sie auf Seitenstraßen und Parkplätzen Autofahren lernte. An diesem Punkt in unserer Geschichte hatte er sie gerade zur Fahrprüfung in der folgenden Woche angemeldet, daher wusste er eindeutig, dass sie nur einen Lernführerschein hatte. Sein Gehirn war jedoch so starr auf die Aufgabe des Blumenpflanzens fixiert, dass es ihm sehr schwerfiel, diese Tatsachen in seinem DMN abzurufen.

Gretchen auf dem Parkplatz zu vergessen, war kein einmaliger Vorfall.

Gretchen war Vertretungslehrerin, und als sie eine Anstellung an einer nahe gelegenen Schule erhielt, setzte Ron sie morgens oft dort ab, bevor er zu seiner eigenen Schule weiterfuhr. Mehr als einmal kam er am Ende eines Tages nach Hause, nur um sich über die Stille im Haus zu wundern, bis ihm klar wurde, dass er vergessen hatte, seine Frau dort wieder abzuholen, wo er sie am Morgen abgesetzt hatte. Erst Jahre später, als ihr Sohn auf ADHS getestet wurde, entdeckte Ron sein eigenes Syndrom. Der Psychiater erklärte Ron, dass ADHS oft familiär gehäuft auftritt, und fragte ihn, ob er auch einen Test machen wolle. Wie man sich vorstellen kann, fiel Ron bei seiner Diagnose aus allen Wolken.

Vielleicht haben Sie über Onkel Rons Geschichte gelächelt, doch die Folgen von fehlerhaften, störanfälligen Verbindungen im Gehirn können unter Umständen weitaus verheerender und strapaziöser sein als Unannehmlichkeiten für Ihre Ehefrau. Eine solche Störung kann Ihren Erfolg in Schule und Beruf, Ihre Beziehungen und Ihr allgemeines Wohlbefinden ernsthaft beeinträchtigen. Diejenigen von uns mit ADHS oder VAST müssen ständig frustriert dagegen ankämpfen, zwei Schritte hinterherzuhinken (ganz zu schweigen von dem Ärger derjenigen, hinter denen wir herhinken), weil wir in der einen oder der anderen Region des Gehirns gefangen sind.

Ein anderes außerordentlich häufiges Problem, wenn man im DMN-Modus festhängt, ist das «Pirouetten-Syndrom», wie wir es nennen, ein Umkehren, um *sicher*zugehen, dass man etwas getan hat, was man bereits getan hat. Manche Leute machen eine Pirouette, um sich zu versichern, dass sie die Haustür tatsächlich abgeschlossen oder die kochenden Eier nicht auf dem Herd vergessen haben; andere kehren um, um etwas zu holen, von dem sie sicher sind, es vergessen zu haben: eine Sonnenbrille, eine

Brieftasche. Wenn man seiner Umwelt im TPN-Modus keine Aufmerksamkeit schenkt, braucht es viel Energie, um alles zu prüfen und nochmals zu überprüfen und sicherzustellen, dass man nicht einen Riesenmist baut. Wahrscheinlich hat man die Tür abgeschlossen und die Eier vom Herd genommen, und die Sonnenbrille sitzt oben auf dem Kopf, aber da man in diesem Moment nicht darauf geachtet hat, beschleichen einen nagende Zweifel, bis man zurückgeht und die Sache prüft.

Ein weiterer Fluch des Dämons ist Katastrophendenken. Wir bezeichnen das als Chicken-Little- oder auch Hühnchen-Junior-Syndrom, denn man kann leicht zu der Überzeugung gelangen, der Himmel werde einem auf den Kopf fallen. Eine junge Rechtsanwältin gestand, dass sie sich schwertue, sich in neue Fälle einzuarbeiten, weil sie sogleich zum Zukunftsteil ihres DMN springe, dort verharre und sich endlos und zwanghaft ausmale, was mit ihrem Plädoyer schiefgehen könne, wie sich ihr Klient danebenbenehmen und wie sie die Jury auf dem falschen Fuß erwischen könne. Und sie weiß nur allzu gut, dass es zwar immer gut ist, sich verschiedene Optionen für den Fall zurechtzulegen, dass die Dinge nicht so laufen wie geplant, es aber nichts bringt, zu lange dabei zu verweilen, denn dann kann man sich nicht auf die vorliegende Aufgabe konzentrieren und darauf hinarbeiten, solchen Fehlern vorzubeugen.

Natürlich ist Katastrophendenken eine Form des Grübelns. Ihre Chefin lässt eine Bemerkung fallen, die Sie als Kränkung empfinden. Der hintere Teil des DMN schaltet einen Gang hoch, schaut zurück, was sie gesagt hat, nimmt es auseinander und fragt sich, was Sie getan haben, um das zu verdienen. War es tatsächlich eine gezielte Stichelei? Dann machen Sie sich selbst fertig und grübeln darüber nach, was Sie gesagt oder getan haben, um eine solche Bemerkung zu provozieren. Sie nehmen jede nicht ganz perfekte Sache auseinander, die Sie während der Arbeit gesagt oder getan haben, und durchleben die Beschämung stets noch einmal. Es gibt mehr als genug Ängste, die man wieder aufwärmen kann.

Und dann wäre da noch der vordere Teil des DMN, wo Sie über Pläne grübeln und Listen machen. Sie kauen immer wieder durch, was Sie Ihrer Chefin sagen werden, um die Sache gerade zu rücken, oder wie Sie sie strafen werden, indem Sie kündigen, sorgen sich über ihre Reaktion, Ihre eigene Feigheit und die negativen Konsequenzen. Sie sind überzeugt, dass Sie die ganze Sache vermasseln werden, denn das ist der Teil des Gehirns, der dafür sorgt, dass beschämende Ereignisse sich wiederholen.

Die Kunst, den Dämon zu überlisten

Es gibt unter Neurowissenschaftlern einen berühmten Ausspruch: *Neurons that fire together, wire together* (sinngemäß: Neurone, die gemeinsam feuern, vernetzen sich auch miteinander). Wenn Sie grübeln, tun Sie zweifellos etwas, das im Lauf der Zeit eine *negative* Verbindung fördert. Diese neurowissenschaftliche Erkenntnis weist aber auch den Weg zur Lösung: Wenn Neurone, die gemeinsam feuern, zunehmend dauerhaftere Verbindungen schaffen, muss man dieses Feuern in eine andere Richtung leiten. Der Trick besteht darin, sich die Tatsache zunutze zu machen, dass das DMN aus der Spur springen kann. Denn wenn es in die Dunkelheit fahren kann, nun, dann können wir dafür sorgen, dass es die Spur wechselt und ins Licht fährt. Man kann den Spieß auch umdrehen!

Mit anderen Worten: *Verbringen Sie mehr Zeit im TPN-Modus und konzentrieren Sie sich auf eine einzige Aufgabe.* Wir wissen, was Sie vielleicht denken: *Das ganze Problem ist doch, dass ich mich* nicht *auf eine einzelne Aufgabe konzentrieren* kann! Aber das können Sie – Sie sind bereits ein Meister der Ablenkung, nun müssen Sie also *sich selbst* ablenken. Es geht hier nicht um Produktivität, sondern darum, den Kippschalter zu bewegen.

Praktisch gesprochen heißt das, dass Sie, sobald Sie zu grübeln beginnen und in negatives Brüten verfallen, woanders hinschauen. Tun Sie irgendetwas. Laufen Sie herum. Schreien Sie. Führen Sie einen Indianertanz auf. Schneiden Sie eine Sellerieknolle in Würfel. Spielen Sie Klavier. Füttern Sie Ihren Hund. Singen Sie «Alle meine Entchen», während Sie auf einem Bein stehen. Schnüren Sie sich die Schuhe. Pfeifen Sie «Hänschen klein». Putzen Sie sich die Nase. Legen Sie eine Runde Seilspringen ein. Bellen Sie wie ein Hund, heulen Sie wie ein Wolf, rufen Sie eine Radioshow an und lassen Sie Dampf ab (wie ein Verrückter). Machen Sie ein Kreuzworträtsel. Sagen Sie ein Gedicht auf. Lesen Sie ein Buch. Und wenn wir schon dabei sind: Warum schreiben Sie nicht ein Buch? Klar, graben Sie ein Loch oder braten Sie ein paar Eier. Oder versuchen Sie es mit einer Übung, die Ihre Atmung einbezieht. Wählen Sie ein Muster, auf das Sie sich konzentrieren, zum Beispiel 6-3-8-3. Sie atmen sechs Takte ein, halten den Atem drei Takte an, atmen acht Takte aus, halten drei Takte inne und wiederholen dann das Ganze. Nach ein paar Zyklen werden Sie aus dem DMN-Modus herauskommen.

Entscheidend ist: *Konzentrieren Sie sich auf irgendetwas außerhalb Ihrer selbst! Eine Aktivierung des TP-Netzwerks bringt das DM-Netzwerk zum Schweigen!* Es fällt schwer, das zu tun, denn das DMN ist verführerisch, und die negativen Botschaften, mit denen es Sie füttert, sind fesselnd und überzeugend und speisen sich aus Ihren früheren Erfahrungen, doch Sie müssen verhindern, hineingezogen zu werden, und rasch etwas tun, was Ihr TPN aktiviert.

Sobald Sie im TPN-Modus sind, wird es Ihnen in der Regel gelingen, den Dämon wieder in den Engel zu verwandeln, der er vorher war. Sie können Ihre Fantasie so umleiten, dass sie das TPN mit positivem, konstruktivem Material füttert. Dann wird das DMN zu dem Engel, der es eigentlich sein soll, und regt Ihre Vorstellungskraft an. Nur wenn es sich in Ruhe befindet und nicht kreativ ist, spuckt es Gift und Galle und wird zum Dämon. Wenn es auf sich selbst zurückgeworfen wird, wird aus der himmlischen Fantasie eine höllische. Dieser Teufel findet tatsächlich Arbeit für müßige Hände.

Eine Warnung: Auch wenn wir das TPN als Ihren Verbündeten und Freund gepriesen haben, sollte nicht verschwiegen werden, dass es nicht völlig harmlos ist und ebenfalls ins Extrem gehen kann. Tatsächlich sprechen wir bei Menschen, die das Gegenteil von ADHS-Betroffenen sind, oft von einer «Attention Surplus Disorder» (wörtlich: Störung durch überschüssige Aufmerksamkeit; sinngemäß: Störung durch zu rigide Fokussierung). Das sind die Bürokraten, die Automaten, die emotionslosen, an Vorschriften und Details orientierten Typen, die niemals zu spät kommen und sich stets an die Regeln halten, aber niemals neue Ideen haben und niemals lachen. Sie stecken routinemäßig im TPN-Modus fest. Denken Sie an Onkel Ron und seinen analytischen Fokus auf seine Pflanzen, der ihn jede Empathie für seine geliebte Frau, die er am Baumarkt zurückgelassen hatte, vergessen ließ. Wenn Sie im TPN-Modus festhängen, fällt es leicht, Menschen in mechanischer statt beziehungsorientierter Weise zu betrachten. Wer auch immer den Ausdruck «eingleisiger Verstand» erfunden hat, der hat unabsichtlich den TPN-Modus beschrieben.

Wie eine Studie mit Managern ergab, unterstützen Führungskräfte, die sich völlig auf eine Aufgabe konzentrieren, ihr Team weniger als andere Manager. Sie verhalten sich unter Umständen starrköpfig, engstirnig und ablehnend gegenüber den Ideen anderer. Forschungsergebnisse sprechen dafür, dass sich so etwas recht rasch mit Oxytocin beheben lässt, das auch als Liebeshormon bezeichnet wird, weil es bei einer Umarmung oder warmer sozialer Bindung ausgeschüttet wird. Auch wenn eine Umarmung am Arbeitsplatz vielleicht nicht angemessen ist, ist das etwas, was Sie sicherlich mit einer geliebten Person ausprobieren können. Und wenn Sie ein Haustier haben, so ist dies ein eingebautes Oxytocin-Rezept. Vielleicht ist es an der Zeit, mehr Haustiere an den Arbeitsplatz zu bringen!

Was kann Hank tun?

Wenn Hank lernen könnte, dass die immer wiederkehrenden Gedanken und Gefühle, die ihn so quälen, keine traurigen Wahrheiten verkörpern, sondern Trugbilder seiner überbordenden Fantasie sind, dann könnte er auch lernen, seinen Fokus von solchen Angstschüben und Katastrophenvorstellungen wegzusteuern, die ihn verfolgen und bremsen.

Vielleicht benötigt Hank auch Medikamente, doch jemand in seiner Zwangslage braucht vor allem Coaching, um zu lernen, wie er das DMN abschalten kann, wie er es schaffen kann, den Dämon nicht zu füttern. Wenn er Möglichkeiten findet, seine Fantasie auf konstruktive Aufgaben zu lenken, kann er das DMN in einen Engel verwandeln, indem er es – seine Fantasie – mit einer nützlichen Aufgabe verknüpft und so das TPN aktiviert. Meditation, körperliche Bewegung wie Sport und zwischenmenschliche Beziehungen können die Macht der störanfälligen Schalter ebenfalls mindern.

Wir haben festgestellt, dass dies für viele unserer Patienten enorm wichtige Erkenntnisse sind. All das ist für sie völlig neu, frisch aus der Druckerpresse der wissenschaftlichen Literatur und bereit, gegen die Höllenqualen eingesetzt zu werden, die das DMN auslösen kann.

Zwar ist das DMN anatomisch, physiologisch und im Hinblick auf den synaptischen Fluss höchst komplex, lässt sich einem Laien aber leicht erklären, wenn dies in einfachen und klaren Worten geschieht. Daher hier eine simple Zusammenfassung:

Geben Sie dem Dämon kein Futter.
Drehen Sie ihm die Sauerstoffzufuhr ab, indem Sie ihm Ihre Aufmerksamkeit verweigern.
Tun Sie etwas anderes, um sich zu beschäftigen.
Bleiben Sie aktiv!

KAPITEL 3

Die Kleinhirn-Connection

Wie unsere Diskussion des TP- und des DM-Netzwerkes im letzten Kapitel klargemacht haben sollte, nimmt unser Wissen über die erstaunlichste, komplizierteste, leistungsstärkste, flexibelste, geheimnisvollste und vor allem produktivste Schöpfung der gesamten Natur ständig zu: Die Rede ist vom menschlichen Gehirn. Und jeder von uns besitzt eine eigene Variante dieses Wunderwerks!

Ein paar Zahlen über Ihr Gehirn, die Sie interessieren könnten: Das Gehirn eines Erwachsenen, das keineswegs besonders eindrucksvoll aussieht, wiegt rund 1,3 Kilogramm (nur etwa ein Drittel des Gewichts eines Pottwalgehirns, aber etwa 15000 Mal schwerer als das eines Goldfischs) und beherbergt rund 100 Milliarden Nervenzellen. (Interessanterweise umfasst unsere Galaxie, die Milchstraße, schätzungsweise 100 bis 400 Milliarden Sterne.) Da jede Nervenzelle (Neuron) an Schnittstellen, den sogenannten *Synapsen*, mit hundert bis tausend anderen Neuronen in Verbindung steht, tummeln sich in Ihrem und in meinem Gehirn schätzungsweise 150 Billionen Synapsen, eine wahrhaft atemberaubende Zahl.

Aber weiter geht's mit unserer Geschichte. Eine weitere Entwicklung im Zusammenhang mit dem Gehirn, die Menschen mit ADHS- oder VAST-Symptomen viel Hoffnung machen kann, sind neue Erkenntnisse über eine Hirnstruktur, die als «Kleinhirn» (*Cerebellum*) bezeichnet wird.

Das Cerebellum, das in Form von zwei kumquatgroßen Lappen hinten an der Basis des Gehirns sitzt, ist klein – es umfasst nur rund 10 Prozent des Hirnvolumens –, aber leistungsstark: Es enthält 75 Prozent aller Neurone im Gehirn.

Seit Jahrhunderten wissen wir von der Existenz des Cerebellums – der italienische Renaissancekünstler Leonardo da Vinci benutzte in seinen Schriften diesen Ausdruck. Und wir wissen auch, dass es in Verbindung mit dem Vestibularsystem im Innenohr wie ein Kreiselinstrument (Gyroskop) arbeitet, um unser Gleichgewicht zu stabilisieren und unsere Bewegungen zu koordinieren. Tatsächlich werden diese Komponenten häufig gemeinsam als Vestibulocerebellum, «vestibulo-cerebelläres System» oder kurz VCS bezeichnet, was einem etwas leichter über die Zunge geht. Das VCS spielt auch für die Koordination und Stärkung verschiedener physischer Fertigkeiten eine wichtige Rolle.

Wie das VCS funktioniert (Grundlagen)

Dass ein Fisch im Wasser auf der Stelle stehen oder seine Position verändern kann, verdankt er seinem VCS, das stets damit beschäftigt ist, das Tier im Gleichgewicht zu halten und ihm zu melden, ob es sich in der Senkrechten, der Waagerechten oder der Diagonalen bewegt.

Dasselbe Orientierungssystem hat sich im Lauf von Millionen Jahren – denn Fische gehen uns in der Evolution lange voraus – auch beim Menschen entwickelt, doch in weitaus komplexerer Form. Tatsächlich ist dieses System bei uns so raffiniert, dass es nach der Geburt mehrere Jahre dauert, bevor das menschliche Cerebellum und das Vestibularsystem, das man auch als Gleichgewichtssystem bezeichnet, voll ausgereift sind.

Man kann leicht erkennen, wie unreif und gering entwickelt das menschliche Kleinhirn anfangs ist, wenn man beobachtet, wie ein Baby laufen lernt. Wenn Babys zu laufen beginnen, torkeln sie zunächst wie Betrunkene, wenn auch viel niedlicher. Aber genauso wie Kleinkinder kommt unser VCS, wenn es heranreift und uns hilft, neue physische Fertigkeiten zu meistern, mächtig in Fahrt.

Nehmen Sie zum Beispiel das Erlernen des Fahrradfahrens. Zunächst fällt es fast jedem schwer, sein Gleichgewicht zu halten und die vielen kleinen Muskeln zu koordinieren, die es braucht, um Wackeln zu verhindern und nicht umzukippen. Doch mit der Zeit lernt man, die kleinen Korrekturen auszuführen, die das Gleichgewicht erhalten. Ihr VCS tut sich mit Ihren Motoneuronen zusammen, Sie lernen ein wenig auf diese und auf jene Weise, und dann ist es plötzlich so weit: Sie treten in die Pedale und radeln. (Wenn Sie sich bei dieser Aktion auf Ihren frontalen Cortex – auch Stirnlappen genannt und zuständig für kritisches Denken – hätten verlassen müssen, um diese Korrekturen zu berechnen, würden Sie jedes Mal umkippen, denn der frontale Cortex reagiert rund hunderttausend Mal langsamer als das Cerebellum.)

Mit etwas Übung – bei den einen geht es schneller, bei den anderen dauert's länger – wird Fahrradfahren zu einer automatischen Tätigkeit, denn der neurologisch nötige Prozess hat sich eingeschliffen. Falls Sie eine Weile nicht Fahrrad gefahren sind und sich ein wenig eingerostet fühlen – sobald Sie wieder in den Sattel steigen, hilft Ihnen das VCS, zurück in die alte Routine zu finden. Denn die Bahnen, die das Kleinhirn anlegt, sind in der Regel von Dauer. Wenn man einmal Fahrradfahren gelernt hat, kann man nach Jahrzehnten, ohne im Sattel gesessen zu haben, einfach aufsteigen und losfahren, als ob nichts gewesen wäre. Daher der Satz «Es ist wie Fahrradfahren» – das heißt, es gehört zu den Fertigkeiten, die man, einmal erlernt, sein ganzes Leben lang nicht wieder verlernt.

Jeder, der sich mit Unterfangen beschäftigt, die wie aus dem Nichts Entscheidungen in Sekundenbruchteilen erfordern, verlässt sich dabei auf sein vestibulo-cerebelläres System: ein Konzertpianist, eine Hirnchirurgin, ein Flugkapitän bei einer Notlandung. Aber denken Sie an das buntere Beispiel eines Football-Quarterbacks in Aktion. Gleichgewichtssinn spielt sicherlich eine Rolle, weil er einem Angreifer ausweichen muss, während er gleichzeitig das Feld im Auge behält. Sein Gleichgewicht zu halten, ist Aufgabe Nr. 1. Aber es bedarf noch viel mehr. Würde man *sämtliche* Beobachtungen und Berechnungen – und die Entscheidungen, die auf diesen Beobachtungen und Berechnungen basieren –, die der Quarterback machen muss, auflisten, würde die Liste mehr als hundert Posten umfassen. Und wie viel Zeit bleibt dem Quarterback dafür? Allgemein gilt, dass ein professioneller Quarterback innerhalb von 2,8 Sekunden, nachdem der Center ihm den Ball zugespielt hat, etwas mit dem Ball tun muss – einen Pass werfen, den Ball weitergeben oder selbst mit ihm losrennen. Nach 2,8 Sekunden laufen die Dinge schief. Ein Abfangen, ein unbeabsichtigtes Fallenlassen des Balls (Fumble), ein improvisierter Spielzug (Broken Play).

Es ist offensichtlich, dass sich ein Quarterback nicht mit Winkelmesser und Taschenrechner hinsetzen und seinen Wurf berechnen kann. Er hat noch nicht einmal Zeit, seine Gedächtnisbank bewusst nach ähnlichen Situationen zu durchsuchen und dann zu entscheiden, was er tut. Seine Entscheidung, die wir uns eher als bestens konditionierten Reflex denn als tatsächliche Entscheidung vorstellen müssen, basiert auf unzähligen Stunden Filmstudien, Wiederholungsübungen, immer wieder durchgespielten Situationen, Drills und erneuten Übungen, bis Entscheidungen praktisch automatisch werden, auch wenn es manchmal zu spontanen Neuerungen kommen kann. Der gesamte Prozess – diese Kaskade von Verzweigungspunkten und synaptischem Feuern – fällt in den Zuständigkeitsbereich des großartigen, unlängst zum Ritter geschlagenen Kleinhirns.

Natürlich können die Dinge auch schieflaufen.

Versuchen Sie dies: Berühren Sie Ihre Nasenspitze mit Ihrem Zeigefinger und berühren Sie dann mit demselben Finger etwas, das sich rund 30 Zentimeter vor Ihnen befindet (die Wand, ein Buch oder ein Möbelstück). Nun berühren Sie Ihre Nase wieder mit der Fingerspitze. Wenn Ihnen das leicht fällt, dann haben Sie dies Ihrem Cerebellum zu verdanken – es arbeitet so, wie es soll, und nimmt Entfernung und Orientierung der Dinge im Raum wahr, die Sie berühren möchten. Wenn Sie die Entfernung zur Wand und zurück falsch einschätzen oder einen Punkt im Raum statt Ihrer Nasenspitze berühren, dann leiden Sie unter *Dysmetrie*, einer Störung der räumlichen Orientierung, die bewirkt, dass Sie das Ziel verfehlen – wörtlich übersetzt bedeutet der Begriff «falsches Maß» –, und die auf eine Fehlfunktion Ihres Kleinhirns hinweist. Eine solche Störung wird gewöhnlich durch eine Verletzung (operativer Eingriff, Trauma, Infektion oder Schlaganfall mit Auswirkungen auf das Kleinhirn) hervorgerufen; zu weiteren physischen Symptomen einer cerebellären Fehlfunktion zählen: häufiger Verlust des Gleichgewichts, Stolpern oder gestörter Gang.

Verbesserte Kleinhirnfunktion = verbesserte ADHS-Symptomatik

Im Jahr 1998 machte unser Verständnis der Kleinhirnfunktion einen großen Fortschritt, was wichtige (und unerwartete) Konsequenzen für Menschen mit ADHS hatte. Jeremy Schmahmann, Professor für Neurologie an der Harvard Medical School und Arzt am Massachusetts General Hospital (inzwischen Leiter des Schmahmann Lab for Neuroanatomy and Cerebellar Neurobiology am MGH) veröffentlichte damals einen Artikel in der Fachzeitschrift *Trends in Cognitive Sciences*, der auf seinen Forschungen, Beobachtungen und Tests von Patienten mit verletztem Kleinhirn basierte. Der Artikel trug den Titel *Dysmetria of Thoughts* (wörtlich *Dysmetrie des Denkens*). Darin stellte er – wie der Titel schon andeutet – die These auf, dass eine Fehlfunktion des Cerebellums nicht nur dazu führen könne, dass man seine physische Balance verliert, sondern auch zum Verlust des emotionalen Gleichgewichts. Mit anderen Worten: Genauso, wie wir vom Cerebellum seit Langem wissen, dass es beim Gehen wie eine Art Gyroskop oder Ausgleichsregler funktioniert, «so regelt es auch Geschwindigkeit, Kapazität, Konsequenz und Angemessenheit von kognitiven und emotionalen Prozessen».

Indem Schmahmann zeigte, dass das Cerebellum eine entscheidende und zentrale Rolle für die Fähigkeit eines Menschen spielt, neue Fertigkeiten zu erlernen, seine Emotionen zu regulieren und sich auf eine Aufgabe zu konzentrieren, brach er mit Generationen überlieferten Wissens. Einfach gesagt, war seine These eine innovative Weiterführung dessen, was man schon seit Langem über die Funktion des Cerebellums wusste. Seine Forschung postulierte eine weitaus wichtigere und zentralere Rolle für die beiden Kumquats an der Rückseite des Gehirns.

Tatsächlich gibt es in der Neurologie inzwischen ein wohlbekanntes Syndrom, das als *Cerebellar Cognitive-Affective Syndrome* (*CCAS*, wörtlich cerebelläres kognitiv-affektives Syndrom) oder auch einfach als Schmahmann-Syndrom bezeichnet wird. Es resultiert aus einer Schädigung des Cerebellums, sei es durch Hirnschlag, Trauma, chirurgische Entfernung eines Tumors, genetische Anomalie oder einen anderen Hirnschaden. Zu den Symptomen von CCAS gehören Probleme mit exekutiven Funktionen, mit der linguistischen Verarbeitung, mit räumlicher Kognition (getestet durch Zeichnen einer Uhr oder eines Würfels) sowie mit der affektiven (emotionalen) Regulation. Kommt Ihnen diese Liste kognitiver Probleme bekannt vor? Sie erinnert doch erstaunlich an ADHS.

In einem anderen Artikel (2004 im *Journal of Neuropsychiatry and Clinical Neurosciences* veröffentlicht) erläuterte Schmahmann die Idee eines *Universal Cerebellar Transform* (UCT), der als Stabilisator für Denken, Emotion und Verhalten dient. Er nannte das UCT einen «Schwingungsdämpfer», also etwas, das dafür sorgt, die erratischen Fluktuationen unseres Denkens, Fühlens und Handelns zu verringern. Anhand von Fallstudien mit Menschen, bei denen das UTC geschädigt worden war, beschreibt er es als etwas, das «unser Verhalten auf allen Gebieten» glättet, ohne bewusstes Denken zu unterbrechen, ähnlich, wie es beim Fahrradfahren der Fall ist. Und es hilft uns, eine «homöostatische Grundlinie» beizubehalten, wie Schmahmann es nennt, unterstützt uns beim Erhalt emotionaler und kognitiver Stabilität, indem es unterschwellige Signale aussendet, die nicht bis ins Bewusstsein dringen. Das erklärt zumindest teilweise, wie man einen Gedanken durch eine Reihe von Revisionen, Unterbrechungen oder Ablenkungen steuern kann, ohne ihn zu verlieren. Und es erklärt, wie man eine glühende Liebeserklärung abgeben kann, ohne psychotisch zu werden, oder Wut am Kochen halten kann, ohne inkohärent zu werden. Einigen seiner verletzten oder beeinträchtigten Patienten fehlten diese Fähigkeiten.

Wie bereits erwähnt, kann man es als zentrale Herausforderung bei ADHS ansehen, eine bessere Bremskontrolle über das metaphorische Ferrari-Gehirn zu erlangen, und zwar sowohl im Hinblick auf die Geschwindigkeit, mit der es operiert, als auch in Bezug auf das Emotionsniveau. Wenn Schmahmanns Forschungsergebnisse belegen, dass Kleinhirnverletzungen aller Art zu einem Verlust der Kontrolle über den Schwingungsdämpfer (die Bremsen) führen können, so liegt der nächste Gedanke nahe:

Das Kleinhirn so aufzumöbeln oder zu dämpfen, dass es optimal funktioniert, könnte die Bremsleistung und damit die Kontrolle über Denken und Fühlen verbessern, ohne dabei Talente oder Fähigkeiten einzubüßen.

Aufgrund von Schmahmanns Forschungen und anderer MRT-Studien, die zeigen, dass der unpaare Mittelteil des Kleinhirns – *Vermis* (Wurm) genannt – bei Menschen mit ADHS etwas kleiner ist als bei Nicht-Betroffenen[3], erscheint es plausibel anzunehmen, dass eine Stimulierung des Cerebellum/VC-Systems – ähnlich wie Gewichtheben einen Muskel stimuliert – die negativen Symptome von ADHS reduzieren könnte. Diese Idee erhält starke Unterstützung durch das Konzept der Neuroplastizität, der zufolge sich das Gehirn im Lauf des Lebens verändern kann (siehe Kapitel 2). Von allen Hirnregionen ist das Kleinhirn die plastischste, also diejenige Region, die sich am stärksten verändern und das Wachstum bereits existierender Neurone fördern kann, sodass sie auf Hirnscans buschiger und stärker verzweigt aussehen, wie üppige Baumkronen. Damit ist grundsätzlich gezeigt worden, dass Sie Ihr Kleinhirn ins cerebelläre Fitnessstudio mitnehmen und es trainieren können.

Und genau da versucht eine Reihe gegenwärtiger Behandlungsmethoden anzusetzen.

---

3 Der Unterschied ist nicht so groß, dass er zu einem diagnostischen Test beitragen könnte, aber doch groß genug, um in großen Gruppenaggregaten von MRT-Studien statistisch signifikant und weiterer Studien wert zu sein.

Neue Behandlungsmethoden: Es geht ums Gleichgewicht

Eine offensichtliche Möglichkeit, die vestibuläre Gesundheit zu fördern und möglicherweise die Leistungsfähigkeit des Kleinhirns zu steigern, besteht darin, an seinem Gleichgewichtssinn zu arbeiten. Tatsächlich liegt die Idee, Gleichgewichtsübungen einzusetzen, um ADHS-Betroffenen (und Dyslektikern/Legasthenikern) zu helfen, seit Jahrzehnten in der Luft. In den 1960er-Jahren entwickelte der Sonderschullehrer Frank Belgau das Belgau Balance Board. Aufgrund empirischer Beobachtungen, dass Gleichgewichtssinn und Lernen Hand in Hand gehen, und um seinen Schülern zu helfen, entwickelte Belgau (der selbst große Lernprobleme hatte[4]) seine Balanceboard-Behandlung. Er führte niemals die kontrollierten Studien durch, die notwendig gewesen wären, um seine Behandlung wissenschaftlich abzusichern und größeren kommerziellen Nutzen daraus zu ziehen, doch Mr. Belgau hat viele Anhänger, und seine Boards werden noch immer von einem Unternehmen namens *Learning Breakthrough* verkauft.

Der Chiropraktiker Robert Melillo hat Belgaus Arbeit einen Schritt weiter geführt und ein Buch mit dem Titel *Disconnected Kids* (sinngemäß: Kindern, denen es an Verbindung fehlt) geschrieben. Auf dieser Grundlage schuf er ein Unternehmen, das über hundert Brain Balance Achievement Centers überall in den USA konzessioniert. Die Protokolle zu den Gleichgewichtsübungen, die in diesen Zentren entwickelt und angeboten

---

4 Dr. Hallowell schrieb die Einleitung zu Belgaus Erinnerungen über sein Lebenswerk, *A Life in Balance*.

werden, basieren auf Melillos Ideen über die Verbindung bzw. Nichtverbindung der beiden Hirnhemisphären. Robert Melillos Hirn-Gleichgewichts-Programm wendet sich an Kinder mit schwereren Störungen als aus dem Ruder gelaufenem ADHS. Man muss dreimal pro Woche eine Stunde lang ins Zentrum gehen; daher ist der Zeitaufwand hoch, wenn man die Reisezeit dazu nimmt. Und je nach Zentrum sind die Preise auch nicht gerade niedrig. Unserer Meinung nach bieten diese Zentren jedoch eine wertvolle und gewöhnlich erfolgreiche Behandlung für eine Auswahl von Kindern mit einer schwereren ADHS-Ausprägung oder mit Autismus an. Im deutschsprachigen Raum gibt es derzeit keine vergleichbaren Zentren, allerdings bieten manche Physiotherapeuten, Ergotherapeuten und Mototherapeuten spezielle Behandlungen für ADHS-Patienten an. Inwiefern sie damit nachweisbare Erfolge erzielen, ist wissenschaftlich noch nicht ausreichend untersucht. Außerdem müssen die Betroffenen die Kosten in der Regel selber tragen.

Ein weiteres erwähnenswertes Programm, das für eine breite Palette von Problemen, von Raumbewusstsein bis Lernschwierigkeiten, nützlich ist, wird als Zing Performance bezeichnet. Dr. Hallowells Sohn benutzte Zing-Techniken wegen eines Leseproblems, und seine Frau schrieb sich ein, weil sie immer über den Bordstein fuhr! Beide profitierten sehr von dem Programm.

Bei Zing werden zunächst Geschwindigkeit und Präzision der Augenverfolgung wie auch die Aufmerksamkeitsspanne getestet, entweder vor Ort oder online. Sobald dieses Assessment abgeschlossen ist, erhält der Teilnehmer oder die Teilnehmerin eine Liste mit einer Reihe von zehnminütigen Übungen, die zweimal am Tag durchgeführt werden sollen. Bei Zing gibt es ein breites Repertoire von Übungen, die sich in der Praxis unterscheiden, aber alle das Cerebellum und das Vestibularsystem stimulieren, indem sie Gleichgewicht und Koordination trainieren.

Zu den Übungen gehören Stimulation durch Rotationsbewegungen, bei denen man sich wie ein Kind, das möchte, dass ihm schwindlig wird, immer im Kreis dreht, wodurch das Vestibularsystem angeregt wird. Oder laterale Stimulation, wobei man sich beispielsweise von einer zur anderen Seite neigt (bzw. Variationen solcher Übungen). Oder vertikale Stimulation, zum Beispiel auf der Stelle oder auch vorwärts hüpfen.

Oder Sie werden aufgefordert, sich auf ein Wackelbrett zu stellen, das nicht viel anders aussieht als Mr. Belgaus Brett. Sobald Sie sicher auf dem Brett stehen, werden Sie aufgefordert, die Augen zu schließen. Und dann, noch immer mit geschlossenen Augen, einfache Rechenaufgaben zu lösen oder eine Reihe von Zahlen rückwärts zu wiederholen. Sobald Sie die Augen wieder öffnen, werden Sie aufgefordert, einen Ball, dann zwei Bälle in die Luft zu werfen und wieder zu fangen, noch immer auf dem Wackelbrett stehend.

Ganz gleich, wie das Training im Einzelnen aussieht, die Übungen nehmen an Schwierigkeit zu, während der oder die Teilnehmende das Programm absolviert, was in der Regel drei bis sechs Monate dauert. Aber ohne Mühe kein Erfolg! Und der Erfolg ist deutlich. Wenn diese Übungen konsequent durchgeführt werden, so ist dies in der Tat ein gutes Training für das Vestibularsystem, und viele Teilnehmende berichten anschließend, dass sich ihre ADHS-Symptome gebessert hätten.

Zing arbeitet daran, die finanziellen Mittel zusammenzubringen und die organisatorischen Voraussetzungen für eine kontrollierte randomisierte Studie zu schaffen, was der Goldstandardtest für die Effizienz der Methode wäre. In der Zwischenzeit kann Zing schon mit einigen eindrucksvollen Zahlen aufwarten, die die Methode stützen. Bisher haben 50000 Menschen aller Altersstufen das Zing-Programm zur Behandlung von ADHS und/oder Dyslexie/Legasthenie absolviert. Dem Gründer von Zing, Wynford Dore, zufolge ist das Programm bei 80 Prozent der Teilnehmenden erfolgreich. Dore selbst ist sich seiner Sache so sicher, dass er allen, die sich für das Programm einschreiben, bei Misserfolg eine Geld-zurück-Garantie gibt; wie er berichtet, wird dies nur sehr selten in Anspruch genommen.

Noch eine persönliche Randbemerkung. Wir haben schon so viele mögliche Durchbrüche kommen und gehen sehen, dass wir inzwischen ein wenig abgestumpft sind. Wir haben gelernt, dass in dem Rat «Wenn dir eine neue und aufregende Behandlungsmethode für was auch immer über den Weg läuft, dann beeil' dich, sie anzuwenden, solange sie noch wirkt» viel Weisheit steckt. Wir haben eine Fülle neuer Behandlungsmethoden, von neuen Medikamenten bis zu neuen Geräten und Hirnspielen, gesehen, mit denen sich große Hoffnungen verbanden, bis sie sich als Flop herausstellten. Dr. Hallowell hat einigen seiner Patientinnen und Patienten jedoch die Zing-Methode empfohlen, und das mit gutem Erfolg. Zumindest ist diese Methode ein weiteres Werkzeug in unserem Werkzeugkasten, das möglicherweise spielentscheidend sein kann.

Das Innenohr und ein unkonventioneller Arzt

Mehr als 20 Jahre, bevor Dr. Schmahmann seine Erkenntnisse über die erstaunlichen Eigenschaften des Kleinhirns im Zusammenwirken mit dem Innenohr veröffentlichte, begann ein unkonventioneller – je nach Sichtweise auch irregeleiteter – Arzt mit einer Behandlung von ADHS (und Dyslexie/Legasthenie), deren Erfolge sich inzwischen dank Dr. Schmahmanns Erkenntnissen möglicherweise erklären lassen. Der fragliche Pionier war Harold Levinson, M. D., und er praktiziert bis heute (zu dem Zeitpunkt, an dem wir dies schreiben), wenn er auch bei den meisten seiner

Kolleginnen und Kollegen noch immer als absoluter Außenseiter gilt. Sein Behandlungsprotokoll besteht darin, Menschen mit ADHS und Dyslexie/Legasthenie Medikamente gegen Seekrankheit zu verschreiben, wie Meclizin (Warennamen z.B. Antivert, Bomine), Dimenhydrinat und seit Neuerem auch das so wunderbar flexibel einsetzbare Benadryl. Wir bewundern Dr. Levinson für seinen Mut, seinen Ideen treu zu bleiben, vor allem, weil er berichtet, dass sich der Zustand seiner Patienten deutlich bessert. Es ist schwer vorstellbar, dass sie ihm über Jahrzehnte die Treue halten würden, wenn sie nicht zumindest in gewissem Maße von seiner ungewöhnlichen – aber vielleicht nicht mehr ganz so verrückt klingenden – Behandlungsmethode profitierten.

Da es inzwischen immer deutlicher wird, dass Innenohr und Vestibularsystem eine signifikante Rolle bei ADHS und Dyslexie/Legasthenie sowie einer ganzen Reihe anderer Störungen spielen, könnte Dr. Levinsons Methode an Zuspruch gewinnen. Andererseits verschreibt keiner von uns Patienten mit ADHS und Dyslexie/Legasthenie oder VAST Antihistaminika oder Mittel gegen Seekrankheit, weil wir die Vorzüge dieser Behandlungsmethode noch nicht gesehen oder sorgfältig selbst untersucht haben. Doch wir sind angesichts der sich häufenden Indizien beide zu der Überzeugung gelangt, dass das vestibulo-cerebelläre System eine weitaus wichtigere Rolle spielt als bislang angenommen.

Eine Fallgeschichte

Vor Kurzem setzte Dr. Hallowell VCS-Stimulation im Rahmen einer faszinierenden, wenn auch höchst ungewöhnlichen Konsultation via E-Mail bei einem kleinen Jungen in Shanghai ein. Die Geschichte – die unten von Dr. Hallowell wiedergegeben wird – zeigt nicht nur, wie viel Erfolg es nach sich ziehen kann, an seinem Gleichgewicht zu arbeiten, sondern auch, wie wichtig die anderen Themen sind, die wir immer wieder im ganzen Buch betonen: Verbindung aufzubauen und sich auf Stärken statt auf Schwächen zu konzentrieren.

An einem sonnigen Montagmorgen im Oktober 2018 stand ich in der geräumigen Arena des Amphitheaters von Shanghai vor einem Publikum von rund 250 erwachsenen Chinesen, 90 Prozent davon Frauen – Mütter, Lehrerinnen und (wie ich später herausfinden sollte) einige Großmütter.

Ich habe schon viele Tausend Vorträge gehalten, doch diesmal war ich nervöser als je zuvor. Ich war am Vortag in Shanghai angekommen und wollte endlich herausfinden, ob meine Ideen auch in China Anklang finden würden, einem Land mit einer so ganz anderen Kultur als in den Vereinigten Staaten, über 3500 Jahren Geschichte, verglichen mit rund 400 (seit der Gründung von Jamestown 1607), einer völlig anderen Sprache, vier Mal so vielen Einwohnern und einer Regierungsform, über die ich zwar schon viel gelesen hatte, die ich aber dennoch nicht verstand.

Aber zumindest verstand ich ADHS. Ich hatte schon lange davon geträumt, meinen Ansatz über den Pazifik zu tragen, um Kindern in China zu helfen, doch ich hatte keine Ahnung, wie die Menschen dort wohl darauf reagieren würden. Würde meine Betonung der menschlichen Verbindung funktionieren? Würde ein Land, wo in der Schule noch immer körperliche Züchtigung erlaubt war, einem Amerikaner zuhören, der die Ansicht vertrat, das Wichtigste sei, dass sich Kinder im Klassenraum sicher und geborgen fühlten? Wie würden Chinesen darauf reagieren, wenn ich ihnen erzählte, dass sich Lehrer in einem Zeitalter, in dem Computer ein besseres Gedächtnis hätten als Menschen, darauf konzentrieren sollten, die Fantasie der Kinder zu fördern, statt sie auf stures Auswendiglernen zu drillen? Würden sie das ganze

Konzept von Aufmerksamkeits- und emotionalen Problemen als verkappte Disziplinprobleme abtun?

In wenigen Sekunden würde ich es herausfinden. Mein Übersetzer stand neben mir, ich holte tief Luft und begann zu reden. Ich hatte so etwas noch nie zuvor getan: in kurzen Sätzen sprechen, auf die Übersetzung warten, dann weitersprechen, wieder eine Pause einlegen. Und ebenfalls neu für mich: Ich hatte keine Notizen, keine Bilder, kein Skript welcher Art auch immer. Der Großteil meines Vortrags beschrieb Verhalten, Diagnose und die mitfühlende, auf Stärken basierende Behandlung eines vielschichtigen Charakters, eines Jungen, dessen Eigenschaften und Probleme (aus Datenschutzgründen) erfunden waren, aber gänzlich auf wirklichen Menschen in meiner Praxis beruhten.

Zunächst konnte ich das Publikum in keiner Weise einschätzen. Diese Frauen starrten mich mit leerem Blick an, als spräche ich, nun ja, Englisch, während sie nur Chinesisch sprachen. Doch als das Gesagte nach und nach einsickerte und ich schweigend beobachtete, wie sie die Übersetzung aufnahmen, konnte ich erkennen, wie sich die Mimik im Publikum ein klein wenig veränderte. Aber ein klein wenig ist alles, was es braucht, wenn es um Gesichtsausdrücke geht. Millimeter sagen alles aus. Ich begann die Energie des Publikums aufzunehmen und wurde immer lockerer. Ich konnte die Zuhörerinnen über mich lachen – tatsächlich kichern – sehen, aber es war ein liebevolles Kichern. Und ich spürte, dass das, was ich sagte, bei ihnen auf Resonanz stieß und einsank. Jedes Mal, wenn der Übersetzer sprach, musterte ich das Publikum und konnte erkennen, dass einigen Zuhörerinnen Tränen über die Wangen liefen.

Als der Vortrag endete, bekam ich riesigen Applaus, und eine Reihe von Zuhörerinnen kam zum Podium, um mich kennenzulernen oder ein Exemplar von *Zwanghaft zerstreut* zu kaufen, das ins Chinesische übersetzt worden war.

Eine Mutter war näher gekommen und stand sichtlich nervös vor mir. Nachdem andere gesprochen hatten, stellte ich fest, dass sie immer noch nicht zu Wort gekommen war und sich höflich zurückgehalten hatte, darum bat ich sie zu sprechen. Sie dankte mir und erzählte mir dann, wie perfekt die Beschreibung des Jungen mit Aufmerksamkeitsproblemen in meinem Vortrag auf ihren siebenjährigen Sohn zutraf. Als sie ihn beschrieb, konnte ich mich kaum beherrschen: «Wir *müssen* ihm die Hilfe verschaffen, die er braucht», erklärte ich ihr. «Und zwar sofort!» *Aber wie*? fragte ich mich im Stillen. Da die Mutter hier in Shanghai lebte, schlug ich vor, über E-Mail in Kontakt zu bleiben und zu versuchen, einen Plan auszuarbeiten.

Im Lauf der folgenden Monate taten wir genau das. Was folgte, war der ungewöhnlichste Fall, den ich in meiner 40-jährigen Karriere jemals bearbeitet habe. Ich traf die Mutter, die wir Lily nennen wollen, nur dieses eine Mal, und meinen Patienten, ihren Sohn – nennen wir ihn Samuel –, überhaupt nicht.

Aber Lily ließ sich durch diese Umstände nicht abschrecken; sie hatte das Gefühl, in Shanghai nicht die nötige Hilfe für Samuel finden zu können. Ich fragte sie per E-Mail, was ich, mehr als 10000 Kilometer entfernt, für ihren Sohn tun könne, wo ich doch weder etwas über ihn noch seinen Vater, seine Schule, seine Lehrerinnen, die Sprache, das Curriculum, die Sitten und Gebräuche, das Land, die Ressourcen, ja eigentlich überhaupt nichts wusste ...

An dieser Stelle kamen meine eigenen ADHS- und VAST-Merkmale ins Spiel. Die Herausforderung reizte mich. Das fühlte sich wie die richtige Art von Herausforderungen für mich an (siehe Kapitel 5!). Lily bat mich, es zu versuchen. Ich dachte nicht, dass ich irgendeinen Schaden anrichten könnte. Also sagte ich via E-Mail zu: «Okay, probieren wir's!»

Zunächst musste ich die Anamnese aufnehmen und eine Diagnose erstellen. Samuel hatte Schwierigkeiten in der Schule. Lily schickte mir ein Foto von ihm; es zeigte einen wirklich netten kleinen Jungen mit blauen Shorts und einem gelben T-Shirt, der draußen Fußball spielte. Er sah fröhlich aus, liebenswert und glücklich, doch Lily erzählte mir, wie schwer es ihm fiel, sich zu konzentrieren und sich an Regeln zu halten, und wie seine Noten immer schlechter wurden. Samuel wurde jeden Tag unglücklicher.

Zu seiner Fallgeschichte kam hinzu, dass er Linkshänder war und dies «korrigiert» worden war, wie die Chinesen es nennen, sodass er nun mit seiner rechten Hand schrieb. Ich wusste, dass diese Art von «Korrektur» oft zu eigenen Problemen führt.

Ohne zu wissen, wie Lily darauf reagieren würde oder ob sie überhaupt daraus schlau werden würde, schickte ich ihr die DSM-5-Kriterien für ADHS und bat sie, all die Symptome abzuhaken, die ihrer Meinung nach auf Samuel passten.

Sie antwortete weniger als 24 Stunden, nachdem ich meine E-Mail an sie abgeschickt hatte. Ihrer Meinung nach zeigte Samuel jedes einzelne Symptom, das im DSM-5 aufgelistet war. Wäre das eine traditionelle Beurteilung gewesen, wäre die Diagnose klar: ADHS vom kombinierten Typ.

Eine psychiatrische Behandlung hängt mehr als alles andere und mehr als auf irgendeinem anderen Spezialgebiet von der Beziehung zwischen Patient und Arzt ab. Während der Patient eigentlich Samuel war, war es, praktisch gesprochen, Lily, und sie und ich hatten einen wirklich guten Start.

Trotz allem, was gegen unseren Erfolg sprach, gab es auch Positives: Lilys Englisch war ausgezeichnet, sodass meine Unkenntnis des Chinesischen kaum eine Rolle spielte. Zudem war sie hoch motiviert und hatte bereits gezeigt, dass sie mit mir zusammenarbeiten wollte, um ihrem Sohn zu helfen.

Ich musste mich jedoch fragen, ob ich einen Behandlungsplan aufstellen konnte, den Lily einfach dadurch umsetzte, dass sie meinen E-Mail-Anweisungen folgte. Sie hatte keinen einfachen Zugang zu einem Psychiater, also würde kein Arzt in China beteiligt sein, was bedeutete, dass wir keine Medikation benutzen konnten.

Man muss mit dem arbeiten, was man hat. Zum Glück hatten wir E-Mail-Postfächer, was eine rasche Kommunikation erlaubte, wie auch eine hoch motivierte, intelligente Mutter und, nicht zu vergessen, einen, wie sich herausstellte, hoch motivierten, intelligenten kleinen Jungen.

All das begann, mir Spaß zu machen, obwohl es zweifellos eine Herausforderung war. Ich stellte einen Behandlungsplan zusammen, der auf den folgenden Elementen basierte:

1. Ein Vertrauensverhältnis zu Lily aufbauen.
2. Da sie *Zwanghaft zerstreut* auf Chinesisch gelesen hatte, konnte sie ihrem Mann, Samuel und seinen Lehrerinnen und Lehrern meinen Hintergrund und meine Empfehlungen erklären.
3. Ein auf Stärken basierendes Modell. Lily erklärte Samuel, sein Gehirn sei ein Rennwagen, aber mit Fahrradbremsen. Ich machte ihr deutlich, wie wichtig es für ihn sei, zu verstehen, dass sein Rennwagen-Gehirn ein großer Aktivposten für ihn sei und er stolz darauf sein könne. Er müsse nur an seinen Bremsen arbeiten, sodass er anschließend Rennen gewinnen und ein Champion werden könne.
4. Menschliche Zuwendung und Wärme. Ich bat Lily, Samuel häufig zu umarmen, morgens und abends, und ihm zu sagen, wie sehr sie ihn liebe. Ich unterstrich die Bedeutung von körperlicher Berührung. Weil er in der Schule so viele Verweise erhielt, brauchte er zu Hause sehr viel Liebe. Ich sagte ihr auch, sie möge die Schule bitten, ihn nicht mehr zu schlagen. Wenn sie bereit waren, auf körperliche Bestrafung zu verzichten,

dann, war ich mir sicher, würde Samuel sehr viel rascher Fortschritte machen. Mein bescheidener Vorschlag für die Schule war: «Behandeln Sie ihn mit Freundlichkeit und Wärme.»

5. Die Förderung einer positiven Einstellung. Ich riet Lily, Samuel gegenüber durchgängig einen «Du schaffst das»-Ansatz zu verwenden und zu versuchen, in ihm die Überzeugung zu wecken, dass er nicht nur Erfolg haben *könnte*, sondern Erfolg haben *würde*.
6. Ich empfahl, ihm jeden Abend vorzulesen.
7. Jeden Morgen vor der Schule sollte Lily ihm sagen, wie sehr sie ihn liebt, was für ein schneller Denker er ist und dass alles, was er brauche, bessere Bremsen sind, dann werde er Rennen gewinnen, dann werde er eines Tages ein Champion sein und seine Familie wie auch sein Land stolz machen.
8. Ich riet, Samuel Gleichgewichtsübungen durchführen zu lassen (zur Stimulation des Kleinhirns). Samuel spielte schon Fußball und hatte zudem viel traditionelle körperliche Bewegung. Daher übermittelte ich Lily eine Reihe von Übungen, die Balance und Koordination förderten. Das war meine hausgemachte Version des Zing-Programms, wie ich Lily erklärte. Samuel sollte die unten aufgelisteten Gleichgewichtsübungen jeden Tag 30 Minuten lang in beliebiger Reihenfolge absolvieren. Ich versicherte ihr, er könne die Übungen so variieren, wie er wollte, damit sie nicht langweilig würden. Wenn möglich, solle sie ein Wackelbrett anschaffen, erklärte ich, auf dem es schwierig ist, das Gleichgewicht zu halten. Und auch einen aufblasbaren Gymnastikball, der so groß ist, dass Samuel, wenn er darauf sitzt, den Boden mit den Füßen nicht erreichen kann.

1. Eine Minute auf einem Bein auf dem Wackelbrett stehen oder bis er umfällt.

2. Eine Minute mit geschlossenen Augen auf einem Bein stehen oder bis er umfällt.
3. Die Socken im Stehen ausziehen und dann, ohne sich zu setzen, wieder anziehen.
4. So lange wie möglich – bis zu fünf Minuten – auf dem Wackelbrett stehen; wiederholen mit geschlossenen Augen.
5. So lange wie möglich – bis zu fünf Minuten – auf dem Gymnastikball sitzen, ohne dass die Füße den Boden berühren; wiederholen mit geschlossenen Augen.
6. Fünf Spielkarten auf den Boden legen. Sich auf einem Bein stehend vornüberbeugen und eine Karte nach der anderen aufheben.
7. Plank oder Unterarmstütz (Ellbogen auf den Boden, Füße nach hinten ausgestreckt): bis zu drei Minuten lang.
8. Mit drei Bällen jonglieren lernen und dann drei bis fünf Minuten jonglieren.

Samuel fing sofort mit den Übungen an, und Lily erfüllte ihren Teil des Programms ebenfalls. Sie umarmte ihn und brachte ihren Mann dazu, es auch zu tun. Beide änderten die Art und Weise, wie sie mit Samuel sprachen, und forderten die Schule ebenfalls dazu auf. Um diesen Ansatz zu unterstützen, lieh Lily Samuels Klassenlehrerin unser Buch, die es ihrerseits an ihre Vorgesetzten weitergab. Sobald sich Samuels Verhalten zu bessern begann, kamen sie überein, keine körperliche Züchtigung mehr anzuwenden.

Wie Lily berichtete, begann sich Samuels Verhalten innerhalb weniger Wochen zu verbessern – und zwar deutlich. Er kam besser in der Schule zurecht – es fiel ihm leichter, sich zu konzentrieren, er störte weniger in der Klasse, erledigte seine Hausaufgaben gewissenhafter und beteiligte sich erfolgreicher am Klassenleben. Die Nachricht von seiner Wandlung verbreitete sich, so Lily, wie ein Lauffeuer. Eltern seiner Mitschüler wollten wissen, was mit Samuel geschah. Warum verbesserten sich seine Noten so deutlich? Sie fragten Lily, was sie anders mache. Nicht mehr anschreien, nicht mehr schlagen, erklärte sie. Viele waren überrascht, dass Lilys Mann damit einverstanden war, doch niemand konnte die Resultate dieses neuen Umgangs leugnen: Samuels besseres Betragen und seine gestiegene Lebensfreude. Lily berichtete, dass andere Eltern offensichtlich beeindruckt waren. All dies geschah innerhalb weniger Wochen, und es setzte sich über Monate hinweg fort.

Persönliche Verbindung. Erziehung. Übungen mit Schwerpunkt auf cerebellärer Stimulation. Ein auf Stärken basierendes Modell.

Eines Tages erhielt Samuel als Bester bei einer Chinesisch-Prüfung eine Tafel Schokolade. Er brachte die Schokolade mit nach Hause und gab sie seiner Mutter. Sie fragte ihn: «Möchtest du sie jetzt gern essen?»

«Oh nein, Mama», entgegnete er. «Diese Schokolade ist viel zu wichtig, um sie zu essen.»

Das erste Schlüsselelement dieser Erfolgsgeschichte waren die zwischenmenschlichen Beziehungen. Dass ich bei meinem Vortrag mit der Mutter eine persönliche Verbindung herstellen konnte, war entscheidend. Auch wenn ich kein Chinesisch spreche, so sprach Lily doch Englisch, und mithilfe von Übersetzungssoftware gelang es uns, die verbleibenden Lücken zu füllen. Die Informationen, die ich ihr lieferte, öffneten Lily die Augen, es war ein Aha-Moment. Plötzlich wurde ihr klar, was in Samuel vor sich ging. Er war nicht faul. Er brauchte keine Strafen und Schläge. Er musste lernen, wie er sein Rennwagen-Gehirn kontrollieren konnte. Lily selbst war geistig so beweglich, dass sie dies gleich verstand und danach handelte.

Sobald wir die persönliche Verbindung hergestellt und ein Vertrauensverhältnis aufgebaut hatten, war das nächste Schlüsselelement Erziehung. Dass es gelang, beide Eltern und mehrere Lehrkräfte so schnell ins Boot zu holen, war im Vergleich zu dem, was ich in den Vereinigten Staaten tun musste, geradezu atemberaubend. Nach dem, was ich zuvor über China gehört hatte, hätte ich das genaue Gegenteil erwartet.

Aber dann war es entscheidend wichtig, die richtige schulische Umgebung zu schaffen. Dass die Schule bereit war, alles umzusetzen, was ich vorschlug, sagt viel Positives über die Schule aus. Ohne dieses Umfeld wäre Samuel niemals derart erfolgreich gewesen.

Es war auch wichtig, dass sie das Rennwagen-mit-Fahrradbremsen-Modell von ADHS verstanden, denn es trifft zu, ohne zu beschämen. Es ließ Samuel hoffen, ein Champion zu werden, wenn er an seinen Bremsen arbeitete, erinnerte ihn aber auch daran, dass er sich Mühe geben musste. Der Schlüssel bestand darin, das Modell durchgängig zu benutzen. Statt zu sagen «Du bist ein schlechter Junge» oder «Reiß dich zusammen!» sagte Lily: «Deine Bremsen versagen gerade». Sie griff immer noch ein, machte Samuel klar, dass bestimmte Verhaltensweisen nicht hinnehmbar waren, aber ohne ihn zu beschämen. Das ist entscheidend für das langfristige Wachstum und den Erfolg eines Kindes. Sich-Schämen ist die schlimmste Lernbehinderung.

Die Übungen zur Stimulation des Kleinhirns waren die hauptsächliche – tatsächlich die einzige – therapeutische Intervention, die ich bei Samuel einsetzte. Sie wirkten wahre Wunder. Ehrlich gesagt, war ich höchst erstaunt, wie rasch sich bei ihm Erfolge einstellten. Heute, fast drei Jahre später, stehe ich immer noch mit Lily in Kontakt. Wie sie mir erzählt, macht Samuel weiter Fortschritte, und es geht ihm gut.

Wie viel bedeutete ihm das alles? So viel, dass Schokolade zu kostbar wurde, um sie zu essen. Ich kann mir nicht vorstellen, wie ein Siebenjähriger seinen Stolz überzeugender ausdrücken könnte.

KAPITEL 4

Die heilende Kraft der Verbindung

Im Jahr 1985 führte Dr. Vincent Felitti, damals Leiter der Präventivmedizin bei der Krankenversicherung Kaiser Permanente in San Diego, eine Adipositas-Klinik für Frauen und erzielte recht gute Erfolge. Dabei stieß er jedoch auf ein immer wiederkehrendes Phänomen, das er sich nicht erklären konnte. Eine große Zahl von Patientinnen, die gute Fortschritte machten, brach das Programm kurz vor ihrem Ziel ab, obwohl sie erfolgreich begonnen hatten abzunehmen. Eine Frau, die 140 Kilogramm abnehmen sollte, nahm 45 Kilogramm ab, stieg aber dann ohne ersichtlichen Grund und ohne Erklärung abrupt aus dem Programm aus.

Dr. Felitti, von Natur aus neugierig, entschloss sich, diese Frauen genauer zu befragen. Er wollte wissen, was da vor sich ging. Eine der Fragen, die er bei dieser gründlicheren Untersuchung stellte, lautete: «Wie alt waren Sie, als Sie Ihre erste sexuelle Erfahrung machten?» Eines Tages war Dr. Filetti nach zahlreichen Interviews jedoch ziemlich müde, versprach sich und stellte einer Frau eine Frage, die ihm, sobald er sie ausgesprochen hatte, lächerlich erschien: «Wie viel haben Sie gewogen, als Sie Ihre erste sexuelle Erfahrung machten?» Stattdessen wurde klar, dass dies eine der wichtigsten Fragen war, die er jemals gestellt hatte; sie machte Medizingeschichte.

Zu Felittis Überraschung fand die Frau die Frage keineswegs lächerlich. Äußerst schmerzhaft, aber nicht lächerlich. «Neun Kilo. Ich war vier Jahre alt, und es war mit meinem Vater», antwortete sie und brach in Tränen aus.

Das war erst der zweite Inzest, auf den Dr. Felitti gestoßen war;

daher erwartete er nicht, auf viele weitere Fälle zu stoßen. Die mögliche Verbindung zwischen Trauma und Gewichtsmanagement interessierte ihn jedoch sehr, daher nahm er die Frage in seinen regulären Fragekatalog auf. Je mehr Frauen er interviewte, desto häufiger stieß er nicht nur auf Berichte von Inzest, sondern auch auf eine ganze Palette anderer Formen sexuellen Missbrauchs in der Geschichte der Frauen.

Wie sich herausstellte, brachen viele Frauen Dr. Felittis Programm ab, weil sie sich durch den Gewichtsverlust unerträglich ängstlich und verletzlich fühlten. Ihr Fettpanzer verlieh ihnen ein Gefühl der Sicherheit, schützte sie vor dem männlichen Trieb, sie anzugreifen. Obwohl sie also wussten, dass ihre Fettleibigkeit ihr Krankheitsrisiko erhöhte, wollten sie den Schutz, den das Fett ihnen ihrer Meinung nach bot, nicht aufs Spiel setzen.

Felittis zufällige Entdeckung führte zu einer bahnbrechenden Studie, einer der größten und wichtigsten Forschungsstudien im Gesundheitswesen, die jemals durchgeführt wurden. Zwischen 1995 und 1997 befragten Forschende rund 17000 Personen, alle Mitglieder bei Kaiser Permanente. Dabei handelte es sich vorwiegend um weiße Einwohner und Einwohnerinnen von San Diego aus der oberen Mittelklasse mit einer College-Ausbildung, die gute Ärztinnen und Ärzte hatten; daher ließen sich die Befunde nicht durch Armut oder fehlenden Zugang zu bester medizinischer Versorgung erklären. Die Forschenden befragten die Teilnehmenden nach zehn Kategorien belastender Kindheitserfahrungen, zum Beispiel nach emotionalen oder körperlichen Traumata oder Missbrauch (ob als Zeuge oder Zeugin oder als Opfer traumatischer Ereignisse), nach Drogenexposition oder Alkoholkonsum (das heißt, ob die Befragten als Kinder miterlebt hatten, wie ein Erwachsener Substanzmissbrauch betrieb) sowie nach der psychischen Gesundheit in der Familie. Die Ergebnisse waren überraschend: Zwei Drittel der Befragten berichteten über mindestens *eine* Erfahrung auf der *Adverse Childhood Experiences Scale* (ACES, deutsch: Skala für belastende Kindheitserfahrungen), wie diese Skala später genannt werden sollte. 20 Prozent berichteten über mindestens drei Erfahrungen, bei 13 Prozent waren es sogar über vier. Seit diesen anfänglichen Befunden haben die Centers for Disease Control and Prevention (Zentren für Krankheitskontrolle und -prävention) diese Studie weitergeführt, und der ACES-Test ist zu einem Standard-Screeningverfahren in vielen Arztpraxen geworden. Denn solche Erfahrungen können physische wie psychische Probleme im Erwachsenenalter nach sich ziehen. Ein Wert von vier oder mehr ist mit einem 3,9-fach erhöhten Risiko für eine chronische Lungenerkrankung, einem 2,4-fachen Risiko für eine Lebererkrankung, einem 4,6-fachen Risiko für Depressionen und einem 12,2-fachen Risiko für einen Selbstmordversuch korreliert. Selbst ein Wert von eins geht mit einem signifikant erhöhten Risiko einher, als Erwachsener an Alkoholsucht oder Depressionen zu erkranken bzw. den Partner durch Scheidung zu verlieren.

Dr. Vivek Murthy, der 19. Surgeon General der Vereinigten Staaten und Autor des Buches *Together: The Healing Power of Human Connection in a Sometimes Lonely World* («Gemeinsam: Die heilende Kraft der menschlichen Verbindung in einer manchmal einsamen Welt»), nannte einen anderen belastenden Faktor – Einsamkeit – das wichtigste medizinische Problem im Land. In einem Essay für die *Harvard Business Review* schrieb er:

> In den Jahren, in denen ich mich um Patienten kümmerte, war das häufigste Leiden, dem ich begegnete, nicht Herzkrankheit oder Diabetes, es war Einsamkeit. Einsamkeit und schwache soziale Bindungen gehen mit einer Verringerung der Lebenserwartung ähnlich der einher, die der Konsum von 15 Zigaretten am Tag mit sich bringt, noch größer als

> diejenige, die mit Adipositas verknüpft ist. Einsamkeit geht auch mit einem erhöhten Risiko für Herz-Kreislauf-Erkrankungen, Demenz, Depressionen und Angststörungen einher. Am Arbeitsplatz verringert Einsamkeit die berufliche Leistung, schränkt die Kreativität ein und beeinträchtigt andere Aspekte der exekutiven Funktionen, wie Urteilsvermögen und Entscheidungsfindung. Für unsere Gesundheit und unsere Arbeit ist es entscheidend wichtig, dass wir die Einsamkeitsepidemie rasch angehen.

Dies spielt eine so große Rolle für unsere ADHS-Geschichte, weil, wie Sie sich vielleicht denken können, die ACES-Werte in Familien, in denen es ADHS (sei es bei einem Elternteil oder einem Kind oder beiden) gibt, sehr viel höher sind als im Durchschnitt der Bevölkerung. Da die negative Seite von ADHS, die schlechten Bremsen, impulsives Verhalten oft außer Kontrolle geraten lassen, ist das Risiko erhöht, dass der betroffene Elternteil sein Kind misshandelt oder missbraucht, oder dass das Kind sein Elternteil provoziert, sich entfremdet oder attackiert. Es ist eine gefährliche Konstellation auf beiden Seiten, auf der elterlichen wie auf der kindlichen.

Liebe ist heilsam

Wenn es jemals Zweifel gegeben haben sollte, so beweist die ACES-Studie ein für alle Mal, dass schlimme Dinge in der Kindheit – Misshandlung, Vernachlässigung, Gewalt, Drogenmissbrauch, Einsamkeit, Armut, Chaos – *wirklich* schlimme Dinge im Erwachsenenalter hervorbringen. Aber es gibt ein ebenso wirksames Gegenmittel. Verbindung, positive Verbindung, die in ihrer Reinform als Liebe bezeichnet wird, hat eine unglaubliche Heilkraft.

Kelli Harding, Psychiaterin und Professorin an der Columbia University, sammelte umfängliches Datenmaterial über die Kraft von Liebe und Verbundenheit und verarbeitete es in ihrem 2019 erschienenen Buch *The Rabbit Effect* («Der Kanincheneffekt»). Der Titel leitet sich von einer Studie über Kaninchen ab, die äußerst fettreich ernährt wurden, um die Auswirkungen eines hohen Cholesterinspiegels auf die Herzgesundheit zu zeigen. Nicht überraschend zeigten die Kaninchen bei der Autopsie starke Fettablagerungen in ihren Herzkranzgefäßen. Sie waren nicht gesund.

Eine Ausnahme bildete eine anomale Gruppe von Kaninchen, die 60 Prozent weniger Fettablagerungen als die anderen aufwiesen. Dieselbe Ernährung, derselbe Kaninchenstamm, dasselbe Labor, dasselbe Alter, und dennoch wies diese Gruppe in ihren Herzkranzgefäßen signifikant weniger Fettablagerungen auf. Die Forschenden standen vor einem Rätsel.

Als gute Wissenschaftler und Wissenschaftlerinnen suchten sie weiter nach einer Erklärung. Die entscheidende Variable, die schließlich den Unterschied erklärte, hatte nicht mit Ernährung, körperlicher Bewegung, Genetik oder irgendeinem der Standardgründe zu tun, die man vielleicht erwartet hätte.

Die Erklärung lag in der Zuwendung, mit der die Labortechnikerin, die für die Gruppe zuständig war, die Kaninchen betreute. Sie behandelte ihre Kaninchen liebevoll, redete mit ihnen und streichelte sie, wenn sie sie fütterte oder ihre Käfige säuberte. Sie kümmerte sich um sie, wie sich eine liebevolle Besitzerin um ihre Haustiere kümmert. Sie war nicht nur eine Labortechnikerin, sie war eine Botschafterin der Liebe. Liebe machte den Unterschied.

Was Menschen angeht, so wurde die Grant-Studie zur Erwachsenenentwicklung – in der Forschende der medizinischen Fakultät der Harvard University 268 Studenten des Harvard College der Jahrgänge 1939–1944 untersuchten und sie für den Rest ihres Lebens begleiteten – von George Vaillant bekannt gemacht. Unter einem neuen Forschungsleiter, dem Harvard-Psychiater Robert Waldinger, wird die Studie bis heute weitergeführt, was sie zur längsten Longitudinalstudie zur Erwachsenenentwicklung macht. Die grundlegende Schlussfolgerung, die sich aus der Studie ziehen lässt, ist wunderbar und verblüffend einfach. Der wichtigste Einzelfaktor für die Prognose von Gesundheit, Lebensdauer, beruflichem Erfolg, Einkommen, Führungsstärke und allgemeinem Wohlbefinden lässt sich auf einen Begriff mit fünf Buchstaben reduzieren. «Es ist Liebe», so Vaillants berühmter Ausspruch. «Punkt.»

In seiner Zusammenfassung der Ergebnisse der Grant-Studie in seinem Buch *Triumphs of Experience: The Men of the Harvard Grant Study* («Triumphe der Erfahrung: Die Männer der Harvard-Grant-Studie») schrieb Vaillant über eine der wichtigsten Lehren aus der Studie. Damit Liebe ihre unterstützende Magie entfalten kann, muss das Individuum, das diese Liebe erfährt, in der Lage sein, sie auch entgegenzunehmen, sie zu verstoffwechseln, wie Vaillant sich ausdrückte. Selbst wenn Sie eine lieblose Kindheit hatten und sich im Alter von 25 Jahren innerlich leer fühlen, können Sie sich im Alter von 75 erfüllt und zufrieden fühlen, wenn Sie gelernt haben, Liebe anzunehmen, statt sie wegzustoßen.

Dr. Hallowell kann die Wahrheit von Vaillants Worten aus eigener Erfahrung bezeugen. Sein ACES-Wert ist acht. Angesichts des erhöhten Risikos bei einem Wert von vier stellt eine Acht sicherlich ein hohes Risiko dar. Er sollte eigentlich von seinen Kindern entfremdet, Alkoholiker und arbeitslos, allein und krank sein, unter Depressionen leiden und an der Schwelle des Todes stehen.

Stattdessen ist er seit mehr als 35 Jahren glücklich verheiratet und hat drei wohlgeratene, geliebte Kinder und ist, während er dieses Buch schreibt, 75 Jahre alt und gesund und munter.

Statistisch gesehen ist Dr. Hallowell ein Ausreißer. Aber er weiß, warum er es entgegen aller Wahrscheinlichkeit geschafft hat, und er weiß, warum fast jeder wie er dem Schicksal trotzen kann: dank der einzigartigen Macht positiver Verbindung – Vitamin Connect (to connect = verbinden) oder, wie wir gern sagen, «das andere Vitamin C». In seinem Fall hatte er eine besonders liebevolle und magische Beziehung zu seiner Großmutter, die er Gammy nannte. Sie wusste, wie schwer er es hatte, und konnte nachfühlen, was er brauchte. Und sie hatte es sich zur Aufgabe gemacht, ihm einen sicheren Hafen zu bieten. Ihre gemeinsame Zeit war ebenso unvergesslich wie kostbar. Er erinnert sich:

> Gammy konnte das Pellen eines hart gekochten Eis in eine chirurgische Suche nach einem goldenen Königreich namens Dotter verwandeln. Sie konnte einen regnerischen Tag in einen Festtag verwandeln, einen Krocketschläger in das Zepter einer Königin. Sie konnte einen enttäuschten Jungen, verletzt von den unfreundlichen Worten eines Freundes, in null Komma nichts in einen Lachsack verwandeln. Sie konnte aus einem wirklich schlimmen einen wirklich wunderbaren Tag machen. Sobald mir ein Besuch bei Gammy angekündigt wurde, begannen meine Batterien, sich aufzuladen.

Sich verstanden fühlen

Ein sicheres, positiv geprägtes Umfeld zu schaffen, ist der wichtigste Schritt, Menschen jeden Alters dabei zu helfen, aus ihrem Leben im Allgemeinen das Beste herauszuholen; ein Mangel an zwischenmenschlichen Beziehungen wirkt sich besonders negativ auf Menschen mit ADHS aus.

In seinem Buch *The Globalization of Addiction* («Die Globalisierung der Sucht») verwendet Bruce Alexander den Begriff «Dislokation» (der von dem Politökonomen Karl Polanyi geprägt wurde), um den Verlust «psychosozialer Integration» zu beschreiben. Dislokation, so erklärt er, ist psychologisch toxisch und unerträglich. Ein Mensch zerbricht daran früher oder später auf vielerlei Weise: disruptives Verhalten, extreme Angstgefühle, Rückzug, Schulverweigerung, Substanzmissbrauch, Depressionen und Selbstmordgedanken, Entwicklung von Essstörungen, Selbstverletzung, schlechte berufliche Leistungen, Jobverlust, Eheprobleme ... diese Liste lässt sich beliebig fortführen.

Während sich Alexander auf Sucht konzentriert – Süchte aller Art, einschließlich Bildschirmsucht –, beschreibt er treffend, wie sich viele Kinder mit ADHS im Klassenraum und viele Erwachsene mit ADHS in der Erwachsenenwelt fühlen. Missverstanden, entfremdet, außen vor, wie Zuschauer am Spielfeldrand.

Manchmal ganz wörtlich außen vor. Der Autor und Illustrator Dav Pilkey, der die beliebte Captain Underpants-Buchreihe (und viele andere Kinderbücher) schuf, verbrachte einen Großteil seiner Grundschuljahre allein draußen auf dem Gang, nachdem ihm der Schulleiter den Hintern versohlt hatte. Wie schrecklich, dass Millionen Kinder mit ADHS ganz ähnlich unter fehlenden stützenden Beziehungen leiden, und das nur, weil sie anders sind, weil ihr Verstand wie ein Rennwagen mit schlechten Bremsen arbeitet, weil andere sie nicht verstehen. Wir ADHS-Menschen sind in der Regel recht empfindsam; daher beginnen wir, Verteidigungswälle hochzuziehen, und ruckzuck sind wir Einzelgänger, die gehänselt und abgelehnt werden oder als Erwachsene die Karriereleiter nicht emporkommen, und die anderen fragen sich, warum, und dies nicht in besonders hilfreicher Weise.

Mit dieser Störung zu leben, ist eine Erfahrung, als gehöre man einer unsichtbaren Minderheit an. Und selbst wenn man sichtbar wird, selbst wenn man identifiziert und behandelt wird, sieht man sich in der Regel immer noch Vorurteilen gegenüber. «Oh, er ist ein Sonderpädagogik-Kind.» «Er ist retardiert.» «Sie hat ADHS, was auch immer das ist.» «Sie nimmt Adderall.» Das Stigma herrscht überall.

Was wir brauchen – vor allem als Kinder –, sind weder Strafen noch Spott, was wir brauchen, ist Vitamin Connect. Ohne persönliche Beziehungen fühlen wir uns immer stärker vereinzelt, allein und einsam. «Psychosoziale Integration» mag ein umständlicher Begriff sein, aber er beschreibt eine warme und wunderbare Kraft, die jedermann verstehen kann, und jedes Kind und jeder Erwachsene in jeder Organisation sollte jeden Tag viele Dosen davon erhalten. Es sollte das Lebenselixier aller Familien, Schulen und Organisationen sein.

Peter, wie wir ihn nennen wollen, ist typisch für die Patienten, die wir in unseren Beratungspraxen sehen, und seine Geschichte unterstreicht die immense Bedeutung von Beziehungen. Als er 16 Jahre alt war und in die zehnte Klasse ging, kam er mit seinen Eltern in Dr. Hallowells Praxis. Seinen Eltern wie seinen Lehrern und Lehrerinnen zufolge war er sehr intelligent und talentiert, doch es fiel im schwer, Aufgaben zu Ende zu bringen; daher spiegelte sich dies nicht in seinen Noten wider. Er hatte das Gefühl, dass es seine Lehrerinnen und Lehrer oft gut mit ihm meinten, doch es strengte ihn sehr an, sich die ganze Zeit in den Schulalltag einzufügen. Er hielt sich für «dumm», und es fehlte ihm ganz allgemein jede Motivation für die Schule, die er inzwischen regelrecht hasste. Wären sein wahrscheinlich von ADHS betroffener Vater, ein Kinderarzt, und seine Mutter, eine kluge Neurophysiologin, nicht gewesen, wäre er wohl ein Kandidat für eine stationäre Behandlung gewesen. Beide aber glaubten an ihren Sohn und blieben ständig in enger emotionaler Verbindung mit ihm, während sie versuchten, ihm zu helfen, einen Weg für sich zu finden.

Als Peter mit Dr. Hallowell darüber sprach, was ihn wirklich interessierte, kam heraus, dass er sich am glücklichsten fühlte, wenn er Dinge aus Holz herstellte. Die Familie entwickelte einen Plan: Peter würde an die lokale Berufsschule in seinem Bezirk gehen und dort die elfte Klasse besuchen, und Peters Vater versprach, im Keller des Hauses eine Holzwerkstatt einzurichten, damit Peter dieses Talent voll nutzen könne. Es gab noch weitere Strategien – Peter versuchte es mit einer cerebellären Stimulationstherapie (siehe Kapitel 3) und sprach mit Dr. Hallowell über die Natur des Ruhezustandsnetzwerks (siehe Kapitel 2) und darüber, wie es zu seinem Brüten und Grübeln beitrug. Und schließlich verordnete Dr. Hallowell eine zulassungsüberschreitende Medikation (Amantadin – siehe Kapitel 8), die Peter seiner Meinung nach helfen konnte, wo andere Medikamente versagt hatten. Dr. Hallowell machte klar, dass der Weg, der vor Peter lag, nicht leicht sein würde. Doch Peter hatte eine herzliche Beziehung zu seinen Eltern, die an ihn glaubten, und nun auch eine gute Verbindung zu Dr. Hallowell entwickelt, und erklärte seiner Mutter (die es später Dr. Hallowell wiedergab), dass er sich endlich verstanden fühle und zum ersten Mal seit Langem Hoffnung schöpfe.

Als Erstklässler war Dr. Hallowell selbst auf eine Lehrerin getroffen, die ihn verstand – ein wirksames Gegenmittel gegen Dislokation:

Im ersten Schuljahr konnte ich nicht lesen. In der Lesestunde sollten wir der Reihe nach laut vorlesen: «Sieh, wie Spot läuft, läuft, läuft, läuft, nach oben, nach oben, nach oben, nach unten, nach unten, nach unten.» Einfach. Aber ich konnte das nicht lesen. Ich hatte Legasthenie. Damals wurde man dann als langsam bezeichnet, es sei denn, man hatte eine kluge Lehrerin. Und meine Lehrerin, Mrs. Eldredge, war klug. Sie übersprang mich beim Lesen nicht einfach. Sie kam zu mir, setzte sich neben mich, wenn ich an der Reihe war, legte ihren Arm um mich und zog mich zu sich heran. Während ich mich durch «nach oben, nach oben, nach oben» stammelte und stotterte, lachte mich keines der anderen Kinder aus, weil ich die Mafia neben mir sitzen hatte. Mrs. Eldredges Arm war mein Behandlungsplan. Sie gab mir psychosoziale Integration. Jeden Tag.

Es war brillant. Es war alles, was sie tun konnte – sie konnte meine Leseschwäche nicht heilen, und es gab keinen Orton-Gillingham-Tutor[5] in der Schule – aber es war alles, was sie tun musste. Mit diesem Arm – mit der Kraft der Beziehung – heilte sie die wahren Lernbehinderungen, nämlich Angst und Scham und die Überzeugung, man sei völlig unfähig. Bis heute bin ich ein schrecklich langsamer Leser – meine Frau neckt mich manchmal und meint, sie könne nicht glauben, dass ich irgendetwas weiß –, aber ich kann gut genug lesen, um in Harvard Englisch im Hauptfach zu studieren, ein Prädikatsexamen zu machen und einen Teil meines Lebensunterhalts heute mit dem Schreiben von Büchern zu bestreiten. Ohne Mrs. Eldredge und die liebevolle Unterstützung, die ihr Arm mir gab, wäre das alles nicht möglich gewesen.

5 Orton-Gillingham ist ein multisensorischer phonetischer Ansatz zum Lesenlernen.

Wir alle wissen nur allzu gut, dass wir ohne ausreichende Beziehungen zu anderen untergehen würden, ganz gleich, für wie unsinkbar wir uns auch halten mögen. Allzu viele Menschen zapfen die Macht der Beziehung nicht annähernd so häufig an, wie sie sollten, weil sie behaupten, zu beschäftigt dafür zu sein, oder weil sie deren Bedeutung kleinreden. Doch der tiefere Grund dafür, dass manche Menschen Beziehungen scheuen, ist, dass sie sich davor fürchten. Sie fürchten sich, weil sie zuvor Beziehungen eingegangen sind und in einer Weise verletzt wurden, wie sie nie mehr verletzt werden wollen.

Diesen Menschen (und vielleicht auch Ihnen) sagen wir: Fassen Sie sich ein Herz! Herzen heilen. Anders als das Schiff, das zum Synonym für Untergang geworden ist, steigt die titanische Kraft der Beziehung jedes Mal, wenn sie sinkt, wieder aus der Tiefe empor, solange wir mutig genug sind, wieder an Bord zu gehen. Sobald klar ist, dass wir dazu bereit sind, taucht sie auf, bereit, uns von Neuem willkommen zu heißen.

Wir alle sollten die Kraft der Beziehungen zu anderen öfter anzapfen; dafür sprechen zahlreiche wissenschaftliche Erkenntnisse. Es ergibt ganz offensichtlich Sinn. Wie würden Sie sich fühlen, wenn Sie den ganzen Tag lang kritisiert würden, wie es so vielen dieser Kinder ergeht? Angst ist die wichtigste Lernbehinderung, Angst und Scham. Wir Menschen ignorieren Verbindungen, bis wir an ihrem Fehlen fast zugrunde gehen. Wir leben in einer Welt mit ausgeprägtem Vitamin-Connect-Mangel.

Tipps für ein beziehungsreiches Leben

Schaffen Sie, wenn es Ihnen möglich ist, für Ihr Kind, für sich selbst, für Ihre Familie, für Ihre Gemeinde, für Ihre Heimat und für diese Welt ein Leben, das reich an Verbindung ist. Das ist der

Schlüssel zu fast allem, was gut ist im Leben. Und es wird uns überwiegend geschenkt.

Auf diese Weise lässt sich verhindern, dass eine schwere Kindheit Ihr ganzes Leben ruiniert. Und noch besser: Positive Verbindungen aufzubauen ist der beste Weg, um eine schwere Kindheit zu verhindern.

Zuwendung lässt Kinder wachsen und Erwachsene ebenso. Ein Leben, das tief und auf vielfältige Weise mit anderen verbunden ist, ist das wertvollste Geschenk, das Sie sich selbst und Ihrer Familie machen können. Beziehungen können viele Formen annehmen. Hier sind weitere Ideen – einige recht offensichtlich, andere vielleicht etwas unorthodox –, um die erstaunliche Macht der Beziehungen für Ihr eigenes Leben oder das Ihres Kindes zu nutzen. Ergänzen Sie die Liste um Ihre eigenen unorthodoxen Vorschläge:

- Achten Sie auf gemeinsame Mahlzeiten mit der Familie – Familienessen können nachweislich Wunder wirken –, und speisen Sie gemeinsam mit anderen Leuten, die Sie kennen. Es ist wunderbar, Kinder mit Menschen aus einer anderen Stadt oder einem anderen Bundesstaat bekannt zu machen und eine Mahlzeit in ein Fest zu verwandeln, bei dem sich Menschen treffen und unterhalten. Je öfter Sie so etwas tun, desto mehr werden Mahlzeiten zu Ereignissen und gewinnen eine Bedeutung, die über die reine Sättigung hinausgeht.
- Wenn keine Hinderungsgründe vorliegen – beispielsweise, dass jemand in der Familie allergisch ist –, schaffen Sie sich ein Haustier an! Wir tendieren wegen ihrer Geselligkeit und ihrer offensichtlichen, freigiebigen Liebe zu ihrem Halter zum besten Freund des Menschen – dem Hund. Doch auch eine Katze, ein Meerschweinchen, ein Hamster, ein Frettchen, eine Schildkröte, ein Fisch oder selbst eine Schlange ist etwas, auf das Sie Ihre Liebe konzentrieren können und

das Ihnen das Gefühl verleiht, etwas zurückzubekommen. Haustiere geben uns «dieses besondere Vitamin C», wie es kein anderes Wesen vermag.

- Schauen Sie täglich bei Ihrem Lieblings-Café vorbei, und sagen Sie rundum Hallo. Gewöhnen Sie sich an, Leute zu grüßen und ihnen zuzunicken, die Sie nicht kennen. Dieses en passant Zur-Kenntnis-Nehmen ist wie eine kleine Dosis Vitamin Connect und reißt Sie aus dem anonymen Trott, in den die meisten von uns verfallen.
- Tun Sie dasselbe an Ihrer bevorzugten Tankstelle. Natürlich müssen Sie sich erst einmal für eine Lieblingstankstelle entscheiden und sie frequentieren. Aber stellen Sie sich nur vor, wie viel mehr Spaß es dann macht, Ihren Tank zu füllen, statt die Kosten beim Tanken zu fürchten und sich zu fragen, ob das alles ist, was das Leben bietet. Was wäre, wenn Sie die Leute an der Tankstelle tatsächlich kennenlernten, sich mit ihnen unterhielten und den Stopp in einen wertvollen Moment verwandelten? Eine Win-win-Situation!
- Halten Sie regelmäßigen Kontakt mit mindestens zwei guten Freunden und Freundinnen. Das ist viel besser, als jeden Tag ins Fitnessstudio zu gehen! Eine Möglichkeit dazu ist, einen festen Termin zum Mittagessen oder einen Telefonanruf pro Woche einzuplanen. Bald werden Sie sich auf diese regelmäßige Dosis Liebe und Vertrautheit freuen.
- Planen Sie eine Übernachtungsparty für Ihr Kind. Oder laden Sie Ihr eigenes Enkelkind zur Übernachtungsparty ein. Eine entspannte Zeit ohne Programm (außer Spielen!) mit einem anderen jungen Menschen (oder mit einem jungen Menschen, wenn Sie der Großelternteil sind) zu verbringen, ist sehr erholsam und stärkt die Verbindung.
- Sorgen Sie dafür, dass Sie jede Woche mindestens eine halbe Stunde mit Ihrem Kind verbringen, die nur Ihnen beiden ge-

hört, ganz ohne Programm, und tun Sie gemeinsam alles, was ihm Spaß macht, solange es sicher, legal und nicht zu teuer ist. Der Kinderpsychiater Dr. Peter Metz nennt dies eine «spezielle Zeit», und seiner Erfahrung nach wirkt es Wunder für die Eltern-Kind-Beziehung und für das Gefühl eines Kindes, zugehörig zu sein und geliebt zu werden.

- Schließen Sie sich einer Gruppe an, die Treffen abhält – einem Buchclub, einem Volkshochschulkurs, einem Häkelkreis. Und dann nehmen Sie an diesen Treffen teil! Wie die MacArthur Foundation Study on Aging gezeigt hat, ist dies einer der beiden Faktoren, der am engsten mit langem Leben verknüpft ist (der andere ist die Häufigkeit, mit der Freunde und Freundinnen zu Besuch kommen).
- Machen Sie sich von angestautem Ärger und Groll frei – das heißt, vergeben Sie anderen und sich selbst. Tun Sie dies so oft, wie Sie Ihr Auto betanken. Es gibt keinen Königsweg dafür. Sie werden herausfinden müssen, was für Sie persönlich funktioniert. Ein Beispiel: Sie sagen sich selbst: «Er war ein Schweinehund, aber ich werde keine weitere Sekunde meiner kostbaren Lebenszeit darauf verschwenden, mich über ihn zu ärgern.» Vergeben heißt nicht, dass man die Tat entschuldigt, sondern nur, dass man den Griff löst, mit dem der Ärger einen gepackt hält.
- Machen Sie eine tägliche Dankbarkeits-Inventur. Das klingt vielleicht kitschig, doch es fühlt sich wirklich gut an. Ob Sie eine schriftliche Liste führen oder sich lediglich die Zeit nehmen, sich zu überlegen, wofür Sie dankbar sind – hinterher fühlen Sie sich leichter und optimistischer.
- Verteilen Sie Komplimente. Das mag sich peinlich anhören, doch wie sehr gefällt es Ihnen, wenn jemand etwas Gutes an Ihnen bemerkt und dies auch sagt? Geben Sie die Freundlichkeit zurück, und Sie werden sich ebenfalls gut fühlen!

- Nehmen Sie sich Zeit für Spiritualität, sei es für sich allein oder in einer Gruppe. Es muss nicht organisierte Religion sein, sondern nur ein gewisser Rahmen, um über die großen Fragen, Ideen, Ungewissheiten, Möglichkeiten und Hoffnungen nachzudenken. Die richtige Gruppe zu finden, ist entscheidend wichtig, doch wenn es Ihnen tatsächlich gelingt, eine solche Beziehung aufzubauen, wird dies viele Bereiche Ihres Lebens berühren, bereichern und mit Wärme füllen.
- Machen Sie lange Spaziergänge in freier Natur, sei es allein oder mit einer Freundin (und vorzugsweise mit dem Hund, den wir Ihnen nahelegen möchten).
- Behalten Sie Ihre Sorgen niemals für sich. Das ist *ganz entscheidend.* Natürlich sollten Sie die Person, mit der Sie über Ihre Sorgen sprechen, sorgfältig aussuchen. Doch wenn Sie Ihre Sorgen mit der richtigen Person teilen, verwandeln sich diese rasch in eine Chance, das Problem zu lösen, und manchmal sogar eine Chance, gemeinsam zu lachen und sich von den Sorgen zu befreien.
- Konsumieren Sie möglichst wenige Nachrichten, die Sie beunruhigen oder aufbringen. Wenn Sie sich aber durch das Sehen von Nachrichten stärker mit der Welt verbunden fühlen, geben Sie dies nicht auf!
- Besuchen Sie Friedhöfe – ob dort jemand liegt, den Sie lieben, oder nicht. Auf einem Friedhof spazieren zu gehen, kann einen ganz besonderen Zauber haben und Ihnen ein Gefühl von Ehrfurcht und Ruhe vermitteln, sodass Sie sich anschließend häufig seltsam verjüngt fühlen.
- Womit auch immer Sie kämpfen, klopfen Sie sich dafür auf die Schulter, dass Sie sich so viel Mühe geben, ein besserer Mensch zu werden. Mit anderen Worten: Schaffen Sie eine Verbindung zu Ihrem Wunsch, weiter zu wachsen, und würdigen Sie Ihre Anstrengungen, dies zu tun.

- Schaffen Sie eine Beziehung zu Ihrer persönlichen Vision von Größe und versuchen Sie, diese Vision als Leitfaden und Inspiration im Alltag im Blick zu behalten. *Eine* Möglichkeit ist, eine lebende Person, die man bewundert, zum Vorbild zu nehmen und sich von dieser Bewunderung «nach oben ziehen zu lassen».
- Bringen Sie etwas über Ihre Ahnen in Erfahrung. Das ist einerseits durch Archivrecherchen möglich, andererseits durch Befragung älterer Verwandter. Dieses Fragenstellen hat den zusätzlichen Vorteil, dass Sie die Beziehung zu den älteren Menschen stärken.
- Ebenso ist es lohnend, sich mit nicht verwandten älteren Menschen ausführlich über deren Leben zu unterhalten. Das ist so, als läse man einen großartigen Roman.
- Besuchen Sie, wenn möglich, die örtliche Feuerwache, und sprechen Sie mit Feuerwehrleuten über ihre Arbeit. Diese erzählen gern und sind in der Regel großartig darin, Beziehungen zu knüpfen.
- Klettern Sie auf einen Baum und setzen Sie sich mindestens zehn Minuten auf einen Ast; das verleiht Ihnen einen Blick auf die Welt, wie man ihn nur selten hat, und den Sie wahrscheinlich nicht mehr hatten, seit Sie zehn Jahre alt waren. Haben Sie keinen Baum (oder können Sie nicht klettern)? Setzen Sie sich in die Mitte des Dorfplatzes oder auf eine Bank an einer geschäftigen Straße. Sie werden erstaunt sein, wen und was Sie alles vorbeigehen sehen, wenn Sie nur dasitzen und beobachten. Damit bauen Sie nicht unbedingt eine Beziehung zu einem anderen Individuum auf, aber doch mit der vorbeieilenden Menschheit.
- Verbringen Sie Zeit mit Träumern. Meiden Sie Traumzerstörer. Zyniker mögen unterhaltsam sein, neigen aber dazu, Hoffnungen zu zerstören. Wie Oscar Wilde meinte, sind Zy-

niker Menschen, die «den Preis von allem, aber den Wert von nichts kennen».

- Halten Sie stets nach der Person Ausschau, die Ihrem Kind (oder Ihnen selbst) das geben kann, was Sie nicht geben können.
- Sehen Sie sich nach einem charismatischen Mentor um. Viele Studien zeigen, dass charismatische Mentoren – und nicht Noten, Lerngewohnheiten, wo sie zur Schule gehen oder der IQ – für Kinder mit ADHS und VAST am stärksten ins Gewicht fallen. Wenn diese Kinder eine Lehrerin, einen Coach, einen Freund der Familie oder irgendjemand anders finden können, die oder der sie versteht und inspiriert, steht ihnen wirklich die ganze Welt offen.

KAPITEL 5

Herausforderung gesucht

Die meisten Menschen mit ADHS oder VAST sind von Natur aus kreativ und originell. Ihre Denkwege sind ungewöhnlich, und sie verspüren ständig den Wunsch, etwas aufzubauen, zu entwickeln oder zu kreieren, ob Business, Boot, Buch oder Brotrezept. Immer ist da der Drang, *etwas zu machen.*

Wenn wir diesem nicht nachgeben, fühlen wir uns schnell lustlos oder niedergeschlagen, unmotiviert und ratlos. Wenn wir unsere Energie in etwas stecken, das uns kreativ unterfordert, verlieren wir oft das Interesse. Wie schon gesagt: Langeweile ist für uns das reinste Kryptonit. Wenn unsere Arbeit nicht unsere kreative Stärke fordert, sondern Fertigkeiten, die wir einfach nicht haben, geraten wir ins Straucheln – und empfinden das heftiger als andere. Finden wir aber ein Ventil für unsere Kreativität, das genau richtig ist, ein Projekt, in das wir uns stürzen können, dann blühen wir regelrecht auf.

Was ist Ihr Ventil (oder das Ihres Kindes), Instrument oder Werkzeug, Ihre Bühne? Was ist die richtige Herausforderung für Sie?

Die eigenen Superkräfte anzapfen

Als Syndrome mit Merkmalen, die Gegensatzpaare bilden – jedem Nachteil steht auch ein Vorteil gegenüber –, sind ADHS und VAST in den Verhaltenswissenschaften etwas wirklich Besonderes. Weil diese Tatsache lange nicht erkannt wurde, hat man auch die mit ADHS/VAST einhergehenden Stärken so lange übersehen; Forschende neigen nun einmal dazu, nach Krankhaftem zu suchen und sich auf Problemverhalten zu fokussieren. Kurzum, Stärken werden von ihnen oft übersehen.

Natürlich haben die meisten Menschen mit ADHS oder VAST tatsächlich mit einigen Schwächen zu kämpfen (wie ihnen auch immer wieder unter die Nase gerieben wird), doch für gewöhnlich sind sie in ein oder zwei Dingen wirklich außergewöhnlich gut oder könnten es sein. Deshalb stellen wir in unserer Praxis die Stärken der Menschen in den Mittelpunkt der Behandlung. Wir sagen oft, dass wir keine Behinderungen behandeln, sondern Menschen dabei helfen herauszufinden, mit welchen Gaben sie beschenkt wurden. Wir helfen dabei, die Superkräfte zu entdecken!

Manche Menschen stoßen mit etwas Glück von allein auf ihre Superkraft. Nehmen wir als Beispiel den Weg eines Mannes, den wir Allen nennen wollen. Als er auf der High School war, suchte er nach einem Sommerjob, um es sich leisten zu können, mit Mädchen auszugehen. Leider fehlte ihm die Geduld, die erforderlichen Bewerbungsbögen auszufüllen – für ADHS-Betroffene wahrlich die Höchststrafe. Doch das Glück war ihm hold und eröffnete ihm eine Möglichkeit. Die Telefonnummer einer örtlichen Teppichreinigungsfirma war bis auf eine Ziffer identisch mit derjenigen seiner Familie, daher riefen bei ihm viele Personen an, die eigentlich die Teppichreinigung sprechen wollten, sich aber verwählt hatten. Statt sich, wie wohl die meisten Menschen es tun würden, über die vielen Anrufer und Anruferinnen zu ärgern, kam Allen eine zündende Idee. Mit seinen gerade einmal vierzehn Jahren erkannte er die Gelegenheit, ein gutes Geschäft zu machen. Wenn wieder ein fehlgeleiteter Anruf bei ihm landete, sagte Allen mit seiner charmantesten, fröhlichsten Stimme: «Dies hier ist nicht die Teppichreinigung, die Sie eigentlich haben wollten, aber ich kann Ihren Teppich besser reinigen und mache Ihnen einen günstigeren Preis!» Er sah eine Gelegenheit, die wohl sonst kaum jemand erkannt hätte, und griff intuitiv zu. All das ging sehr schnell, und ehe er es sich versah, hatte Allen ein Geschäft.

Leider war er zu jung, um selbst Auto zu fahren (er hatte sowieso keines zur Verfügung), und so fragte er einen älteren Freund, der ein Auto besaß. Zusammen mieteten sie ein Teppichreinigungsgerät. Sie gingen zu den Leuten, die sich verwählt und Allens Angebot angenommen hatten, und schon bald verdienten Allen und sein Partner 400 bis 600 Dollar pro Wochenende, nach Abzug der Spesen. Das war 1975.

Allen witterte auch weiterhin Gelegenheiten, die andere nicht als solche erkannten. Eines Tages reinigte er die Teppiche im Büro eines örtlichen Professors und bemerkte dort ein sonderbares Gerät. Wie so viele Menschen mit ADHS oder VAST ist er von Natur aus neugierig, und so erkundigte er sich, was das für ein Gerät sei. Es war eine alte Maschine, mit der Filme geschnitten wurden. Bei einem späteren Reinigungseinsatz beim Professor sah Allen, dass jemand die Maschine reinigte, und er fragte, ob er dabei zusehen dürfe. Als er erkannte, dass das Auseinanderbauen der Maschine, Reinigen der Linse und Wiederzusammenbauen ziemlich einfach war, beschloss er, sich auch in der Reinigung von Filmgerätschaften zu versuchen. Dieses Interesse (und Können – Allen konnte das Ganze für 150 Dollar weniger erledigen als seine Konkurrenz!) verhalf Allen zu einem Job bei der örtlichen Filmproduktionsfirma, und bei diesem lernte er etliche bekannte Bostoner Bürger kennen, darunter die Köchin Julia Child und den berühmten Basketballer Larry Bird von den Boston Celtics.

Just zu jener Zeit brauchte der damalige Gouverneur von Massachusetts jemanden, um ein Haus, das er kaufen wollte, von Asbest zu befreien. Ein Makler sprach Allen darauf an, da dieser sich mit der Reinigung von allen möglichen Dingen offenbar auskannte. Statt zu antworten, dass er damit nicht vertraut sei (was der Wahrheit entsprochen hätte), absolvierte Allen einen dreitägigen Sachkundelehrgang zum Thema. Zwischen der elften und zwölften Klasse nahm er einen Sommerjob bei einer Asbestsanierungsfirma an und befreite schließlich das Haus des Gouverneurs vom Asbest.

Auf all diesen Gebieten arbeitete Allen wirklich hart, und offenbar gefiel den Leuten seine zupackende, pragmatische Art. Schon bald kamen noch mehr Fertigkeiten hinzu. Irgendwann lernte er eine Familie kennen, die einen Hundesalon betrieb, und arbeitete für sie. Über diese Anstellung lernte er eine Reihe begüterter Personen aus den besseren Vierteln kennen. Eine davon betrieb eine Au-pair-Vermittlung, und sie heuerte Allen als Ansprechpartner für die neuen Au-pairs in jenem Sommer an.

Heute ist Allen in den Fünfzigern und betreibt erfolgreich eine Asbestsanierungsfirma. Und er ist so kreativ und umtriebig wie eh und je – kürzlich wurde ihm beispielsweise sein erstes Patent ausgestellt, nämlich für ein staubfreies Müllcontainersystem.

Seine Superkraft besteht darin, dass er ein Problemlöser ist. Solange ihn das Problem geistig herausfordert, er interessante Menschen trifft und lernt, wie die Dinge funktionieren, kann er besser als fast jeder andere eine Gelegenheit beim Schopfe packen.

Manchmal entdeckt jemand seine eigene Superkraft dank eines solchen unermüdlichen Unternehmergeistes, manchmal aber erwacht ein besonderes Interesse so, als würde ein Blitz in die betreffende Person fahren. Wir kennen beispielsweise einen Professor von einer der US-amerikanischen Ivy-League-Universitäten, bei dem wir VAST-Merkmale oder gar ADHS diagnostizieren würden. Als er das College besuchte, so berichtete er uns, fand er nichts, das ihn wirklich interessierte, weshalb er ernsthaft erwog, abzubrechen und eine Laufbahn als Skilehrer einzuschlagen.

Er hatte bereits seine Sachen gepackt und war im Begriff, sein kleines College zu verlassen, als ihn eine Bekannte fragte, ob er sie nicht in eine Physikvorlesung begleiten wolle. Er interessierte sich kein bisschen für Physik – Naturwissenschaften langweilten ihn, besonders im Vergleich zum Skifahren –, aber er mochte das Mädchen, daher erklärte er sich einverstanden, eine letzte Vorlesung zu besuchen, bevor er sein Studium beendete.

Nach nicht einmal einer Minute Physik hatte er seine Begleiterin vollkommen vergessen und war vertieft in das behandelte Thema. Diese eine Vorlesung weckte sein rasendes Interesse, und sie förderte seine angeborene (Hoch-)Begabung auf einem Gebiet zutage, von dem er bis dahin nichts gewusst hatte. Er wurde schließlich eine Koryphäe der Physik.

Derartige «Blitzeinschläge» sind gar nicht so selten. Wir ADHS- oder VAST-Betroffenen entwickeln oft schnell eine Liebe – zu einer Person, einem Thema, einem Projekt, einem Handel oder einem Vorhaben. Die Funken fliegen nur so, und ehe wir es uns versehen, haben wir vergessen, wie verloren und verzweifelt wir vorher waren, weil wir tief in etwas eintauchen, das unsere Aufmerksamkeit erregt hat.

Oft aber erfordert die Entdeckung unserer Superkraft gemeinsame Anstrengungen, und manchmal finden wir sie durch Versuch und Irrtum, indem wir Herausforderungen annehmen.

Die eigenen Kräfte einschätzen

Menschen mit ADHS und VAST brauchen die Herausforderung. Wie schon gesagt, Langeweile ist für uns das reinste Kryptonit. Der Clou ist jedoch, nicht nur irgendeine Herausforderung zu finden – es ist auch eine Herausforderung, einfach ein Loch zu graben und es wieder zu füllen –, nein: Sie muss schon «genau richtig schwierig» sein, wie wir es nennen. Eine aktive Möglichkeit, nach ihr zu suchen, besteht darin, eine praktische Inventur der eigenen Stärken zu machen.

Für den Anfang könnten Sie sich einfach mit Ihrem Kind oder, wenn Sie ein betroffener Erwachsener sind, mit Ihrem Partner oder Ihrer Partnerin oder aber einem anderen Erwachsenen hinsetzen (am besten geht es zu zweit, weil die Interaktion kreativere, spontanere, spielerischere und umfassendere Antworten herbeiführt) und die folgenden Fragen beantworten. Bitten Sie Ihr Gegenüber, Ihre Antworten aufzuschreiben, denn dies ist ein wichtiges Dokument, das Sie aufheben sollten:

1. Welche drei oder vier Dinge kannst du am besten?
2. Welche drei oder vier Dinge machst du am liebsten?
3. Welche drei oder vier Aktivitäten oder Leistungen haben dir bisher die meiste Anerkennung eingebracht?
4. Welche sind deine drei oder vier wichtigsten Ziele?
5. Welche drei oder vier Dinge würdest du am liebsten besser können?
6. Wofür loben dich andere, obwohl du es für ganz normal hältst?
7. Was (wenn es so etwas gibt) fällt dir leicht, aber anderen schwer?
8. Womit verbringst du viel Zeit, obwohl du wirklich schlecht darin bist?
9. Was könnte deine Lehrerin oder dein Vorgesetzter tun, damit du deine Zeit produktiver nutzen kannst?
10. Wenn du keinen Ärger fürchten müsstest, wovon würdest du deiner Lehrerin oder deinem Vorgesetzten sagen, dass sie es an dir nicht verstehen?

Die Antworten auf diese zehn Fragen geben sehr viel Aufschluss, die Informationen sind Gold wert. Auf dieser Grundlage können Sie ergiebigere Gespräche mit der Lehrerin Ihres Kindes oder mit Ihrem eigenen Arbeitgeber führen, sodass eine bessere Lern- oder Arbeitsumgebung entstehen kann.

Wenn Sie Mutter oder Vater von einem Kind sind, das Anzeichen von ADHS oder VAST zeigt, sollten Sie diese kurze Beurteilung auch der Schule Ihres Kindes zur Verfügung stellen. Meist strotzen die Schulakten betroffener Kinder nur so von negativen Einträgen; es ist wichtig und gut, hier Positives einzubringen. Der Lehrer oder die Lehrerin sollte auch unbedingt die Interessen des Kindes – ob Dinosaurier, Planeten, Sport, Pferde oder bestimmte Videospiele – kennen, damit er oder sie mit ergänzenden Projekten das Interesse des Kindes wachhalten kann. Das ist oft entscheidend, denn ein Hauptgrund für das schlechte schulische Abschneiden von Kindern mit Aufmerksamkeitsstörungen ist Langeweile. Das wiederum erweckt auf Lehrerseite den Eindruck, dem Kind sei die Schule egal. Wenn der Lehrer oder die Lehrerin die Interessen des Kindes mit in den Lehrplan einbauen kann (oder ihm wenigstens gestattet, ihnen in Arbeitspausen nachzugehen), wird Ihr Kind wahrscheinlich deutlich mehr Interesse an der Schule entwickeln. Das bewirkt eine positive Rückkopplung – das Interesse und die Aufmerksamkeit des Kindes im Unterricht führt vielleicht dazu, dass der Lehrer oder die Lehrerin im Zweifel öfter einmal für das Kind entscheidet, statt immer reflexhaft-gleichartig auf Unaufmerksamkeit zu reagieren. Das Profil, das sich durch diese kurze Bilanz der Stärken des Kindes abzeichnet, kann überdies in die Schulakte einfließen und in seiner weiteren Schullaufbahn als Referenz dienen, wenn es um seine (vorhandenen oder fehlenden) Interessen geht.

Für Erwachsene kann diese Einschätzung der eigenen Stärken den Ausgangspunkt für die Suche nach einer anderen Arbeitsstelle oder die Neubewertung der bisherigen bedeuten. Generell sollten Sie ihre Arbeitszeit überwiegend in der Schnittmenge dreier Kreise verbringen: Der erste Kreis umfasst alle Dinge, die Sie gerne tun, der zweite all jene, in denen Sie wirklich gut sind, und der dritte diejenigen Dinge, für die Sie jemand bezahlt. Mit der Beurteilung Ihrer Stärken können Sie gezielter überlegen, wo sich diese Schnittmenge – in der Sie, wie gesagt, so viel Arbeitszeit wie möglich verbringen sollten – befindet, denn dann werden Sie die beste Arbeit leisten und dabei am zufriedensten sein.

Die eigenen Stärken neu kennenlernen

Gewappnet mit dem Bewusstsein für Ihre Stärken können Sie sich dem nächsten Test stellen, einem der wirkungsvollsten, selbst wenn Sie vielleicht noch nie davon gehört haben: Gemeint ist der Kolbe-Index.

Wenn Sie wissen möchten, welche Ihrer Stärken Sie irgendwie schon immer kannten, ohne sie benannt zu haben, dann unterziehen Sie sich diesem Test. Wenn Sie überdies erfahren möchten, warum manche Aufgaben für Sie schier unlösbar sind, obwohl sie anderen leichtfallen, dann unterziehen Sie sich diesem Test. Und wenn Sie sich darüber klar werden wollen, was Ihnen am meisten liegt und womit Sie sich bei welcher Art von Arbeit am meisten beschäftigen sollten, dann unterziehen Sie sich diesem Test.

Der Kolbe-Test wurde von Kathy Kolbe entwickelt, einer brillanten und unerschrockenen Pionierin. Sie hat das Entwickeln von Tests sozusagen in den Genen – ihr Vater entwickelte den Wonderlic-Test, einen IQ-Test, dem alle neuen NFL-Spieler unterzogen werden –, doch erst nach ihrem Abschluss an der Northwestern University richtete sie ihr intellektuelles Interesse auf die Frage, warum kluge Menschen nicht produktiver oder kreativer sind. Sie erkannte, was IQ-Tests und andere Tests zur Beurteilung der Persönlichkeit nicht berücksichtigen: dass die Art, wie sich eine Person einsetzt, entscheidend ist. Darum entwickelte sie eine Methode, um die einzigartige, angeborene Art und Weise zu ermitteln, auf die jede und jeder Einzelne sich einsetzt oder aktiv wird. Das, so Kolbe, offenbart die Art des Strebens (von Kolbe *conative style* genannt) einer Person.

Genau das wollte Kathy Kolbe ergründen und einschätzen, denn welche Stärken zählen wohl mehr als jene, die letztlich zum Handeln führen? Unsere Art des Strebens ist im Grunde viel wichtiger als der IQ (der unter praktischen Gesichtspunkten letztlich irrelevant ist), denn sie bestimmt, *was wir im Leben tatsächlich tun.* Kolbe spricht hier von unserem *Modus Operandi* (MO). Und das ist es, was eine Person mit ADHS vor allem über sich selbst herausfinden muss. Deshalb empfehlen wir diesen Test so nachdrücklich.

Im Laufe der Jahre hat Kolbe ihren Test bei Tausenden von Individuen angewandt und dabei immer weiter entwickelt und verfeinert. Inzwischen hat er sich in mehr als 1,6 Millionen Fallstudien aus 40 Jahren bewährt.

Und so erklärt Kathy Kolbe ihn selbst:

> Es gibt einen Teil des Geistes, von dem nur selten die Rede ist, das, was man «Instinkt» oder «Bauchgefühl» nennt, wenn man eine Entscheidung trifft. Unser Geheimnis: Wir wissen, mit welchen natürlichen Stärken – Instinkten – Sie zur Welt gekommen sind und wie Sie diese Stärken nutzen können, um die produktivste, stressfreieste Version von sich selbst zu sein.
>
> Sie tragen bereits etwas in sich, das Ihrem Leben den Stress nehmen, Ihre Beziehungen fördern und Ihre Interaktionen am Arbeitsplatz verändern kann. Diese Stärken sind unver-

änderlich, das haben wiederholte Langzeit-Zuverlässigkeitsuntersuchungen ergeben.

Wenn Sie älter als 16 Jahre sind, wählen Sie den Kolbe-A-Index. Für Personen zwischen 10 und 16 Jahren ist der Kolbe-Y-Index passend, der vor allem in den USA verbreitet ist, aber gelegentlich auch im deutschsprachigen Raum angewandt wird.[6] Beide (als Marke geschützte) Tests sind schnell zu absolvieren und umfassen 36 Fragen, bei denen es keine falschen Antworten gibt. Nach Beantwortung der Fragen generiert der Test ein Ergebnis aus vier Ziffern zwischen eins und zehn. Diese entsprechen Ihrem angeborenen Wert auf vier Handlungsfeldern, die Kolbe Fact Finder, Follow Thru, Quick Start und Implementor nennt (deutsch etwa «Fakten-Finden, Durchhalten, Schnellstart und In-die-Tat-Umsetzen»).

Was bedeuten diese Zahlen? Betrachten wir dazu einmal Dr. Hallowells Ergebnis beim Kolbe-Index: 5, 3, 9, 2.

Dr. Hallowells Ergebnis im Handlungsfeld «Fakten finden» ist 5, damit steht er ungefähr in der Mitte und wird als «Anpasser» (*accommodator*) bezeichnet. Das heißt, dass er sich entweder alle Fakten beschafft *oder* sich einfach mit einer Zusammenfassung zufriedengibt; ständig beides zu tun, würde für ihn Stress bedeuten. Die meisten Menschen mit ADHS oder VAST haben auf diesem Gebiet eher niedrige Punktzahlen (was nicht schlecht ist; es gibt beim Kolbe-Test kein schlechtes Abschneiden), weil ihre natürliche Begabung darin liegt, das lange Suchen abzukürzen und Informationen zusammenzufassen, statt sich in die Details zu vertiefen.

6 Diese gebührenpflichtigen Tests finden Sie unter Kolbe.com/TakeA bzw. Kolbe.com/TakeY. Ein spezifischerer Kolbe-Test ist das OPgig-Berufsprogramm (OPgig.com), das Sie beruflich auf den richtigen Weg bringen kann.

Dr. Hallowells Ergebnis im Handlungsfeld «Durchhalten» ist 3 und beschreibt, auf welche Weise er instinktiv mit der Notwendigkeit von Organisation und Abläufen umgeht. Mit seinem Wert von 3 ist er «resistent» (*resistant*) auf diesem Gebiet, was für Menschen mit ADHS oder VAST typisch ist. Gemeint ist, dass sie Abkürzungen nehmen und Lösungen einfach während der Bearbeitung eines Problems entstehen lassen, statt schon im Vorfeld eine Herangehensweise zu planen.

Dr. Hallowells Ergebnis im Handlungsfeld «Schnellstart» ist 9. Es steht dafür, wie er an Risiken und Ungewissheiten herangeht. Mit diesem Wert ist er in dieser Hinsicht «beharrlich», so wie die meisten Menschen mit ADHS oder VAST. Sie stürzen sich direkt ins Wasser, ohne vorher zu prüfen, wie kalt es ist. Wir erinnern uns: feuern, zielen, bereit.

Die 2 schließlich bezeichnet Dr. Hallowells Ergebnis beim In-die-Tat-Umsetzen, gibt also an, wie gut er von Natur aus mit praktischer Arbeit klarkommt und den Raum nutzt. Sein Wert von 2 weist darauf hin, dass er sich den Raum, in dem er lebt und arbeitet, eher vorstellt als ihn tatsächlich einzurichten und physisch abzugrenzen. Viele von ADHS oder VAST Betroffene stehen hier eher am anderen Ende der Skala. Wenn sie arbeiten, müssen sie sich bewegen und auch Dinge in Bewegung bringen. Sie müssen physische, praktische Lösungen für Probleme entwickeln.

Auf der Website von Kathy Kolbe wird das Bewertungssystem ausführlich erklärt. So erfährt man, wo man steht und worauf man seine Energie konzentrieren sollte. Wie bei allen guten Dingen muss man auch hier etwas dafür tun, um sein Ergebnis zu bekommen. Das ist kein Taschenspielertrick; vielmehr zahlt sich die Arbeit, die Sie investieren – wir reden von etwa einer halben Stunde Zeit – enorm aus. Sobald Sie erfasst haben, was die Ziffern bedeuten, werden Sie sich selbst viel besser verstehen und davon stark profitieren.

Wenn Sie Ihre Stärken erst einmal identifiziert haben, ob nun mit unserer kurzen Frageliste oder indem Sie mithilfe des Kolbe-Tests Ihren *Modus Operandi* ergründen, sind Sie auf einem guten Weg, um die für Sie genau richtig schwierige Herausforderung zu finden.

Danke nein, Frau Doktor, ich wähle die harte Tour, oder: Warum so selbstzerstörerisch?

Es ist schon merkwürdig mit uns ADHS-Menschen. Wir wollen das, was andere vermeiden. Wir mögen Probleme. Wir brauchen Schwieriges, denn was leicht ist, ist langweilig. Wir brauchen die Stimulation durch extreme Herausforderungen. Doch wie schon gesagt, eine nur um der Herausforderung willen angenommene Herausforderung kann bestenfalls kontraproduktiv und im schlechtesten Falle selbstzerstörerisch sein. Ein Patient von uns – nennen wir ihn Jon – drückte es so aus:

> Was mich antreibt, ist leider nicht das, was mich glücklich macht. Ich kann es vielleicht so erklären: Mein Gehirn arbeitet so, dass ich ständig an schwierigen Projekten arbeiten muss. Wenn ich das nicht tue, langweile ich mich und werde ganz ruhelos. Meiner Frau habe ich gesagt, wenn man mich eine Woche lang auf einem Strand festsetzen und dazu zwingen würde, mich zu entspannen, und mir mein iPhone und Stift und Papier wegnehmen würde, dann würde ich nach einer halben Stunde mit meinem eigenen Blut To-do-Listen und Geschäftsideen aufschreiben. Aber das macht mich nicht «glücklich», denn solche Arbeit ist hart und stressig. Das ist irgendwie ein Dilemma.

> Entweder mache ich das, was mich antreibt, also intensives Problemlösen in jeder wachen Sekunde, oder ich bin gelangweilt/besorgt/weiß nicht, was ich mit mir anfangen soll.

Derlei Erklärungen bekommen wir oft zu hören, heldenhafte Erzählungen von jemandem, der tapfer alles gibt, um praktisch Unmögliches zu tun, und zwar aus Gründen, die nichts mit Ruhm, Geld oder materiellem Gewinn zu tun haben. Was treibt diese Menschen in ihrem selbstzerstörerischen Handeln an? Das innere Bedürfnis, extrem Herausforderndes zu tun.

Warum? Weil es für Menschen mit ADHS oder VAST einfach nicht infrage kommt aufzugeben. Das Sich-Verbeißen in etwas ist eine tolle Eigenschaft, wenn dieses Etwas produktiv ist und Ihr Leben besser macht. Verbeißt man sich aber in etwas um des Verbeißens willen, endet man schnell wie Sisyphos – man wälzt den alten Felsblock Tag für Tag den Berg hinauf, nur um ihn anderntags wieder hinabrollen zu sehen. Irgendwie scheinen Menschen wie Jon das wiederholte Nichtgelingen fast schon zu genießen, so als fände man die echte, harte Lebenswahrheit nur in Schmerz, Leid und Niederlagen. Ihr Sieg besteht darin, um jeden Preis weiterzumachen.

Ein weiterer Aspekt des Problems besteht darin, dass Menschen mit ADHS oder VAST oft keine Hilfe annehmen. Natürlich hat diese Eigenschaft auch eine positive Seite: Nonkonformität. Weniger nett ausgedrückt könnte man sagen: Menschen mit Aufmerksamkeitsstörungen haben ausgeprägte Detektoren für – Mist. Wir hassen Heuchelei vielleicht mehr als jedes andere menschliche Fehlverhalten, und wir riechen sie drei Meilen gegen den Wind. Wir würden uns nie irgendeinem Kult anschließen. Das ist definitiv das Gute daran, keine Hilfe anzunehmen.

Im Extremfall ist dies jedoch kontraproduktiv. Hilfe abzulehnen, kann den Bildungs- und Berufsweg, die Gesundheit und die Beziehungen eines Menschen sabotieren. Wie schon angemerkt, ist eine Aussage wie «ich scheitere lieber auf meine Weise, als dass ich mit Hilfe Erfolg habe» für einen jungen oder erwachsenen Betroffenen nicht ungewöhnlich. Ein Patient, den wir Greg nennen wollen, versuchte, Dr. Hallowell zu erklären, warum er trotz Schwierigkeiten mit seinem kleinen Betrieb keine Hilfe annehmen wollte:

> **GREG:** So bin ich halt. Ein unabhängiger Typ. So war ich schon immer.
>
> **DR. HALLOWELL:** Aber wenn ich Sie mit einem Coach zusammenbringen könnte, jemandem, der Ihnen in den Details helfen könnte, wie Arbeitsplänen oder Priorisierung, an denen Sie ja regelmäßig scheitern, warum nicht diese Hilfe annehmen?
>
> **GREG:** Weil dann nicht ich den Erfolg hätte, sondern der Coach und ich.
>
> **DR. HALLOWELL:** Aber ist Erfolg nicht meistens so? Ich hätte nicht Arzt werden können ohne die Hilfe der Lehrer und Lehrerinnen, die mich in Medizin unterrichteten, oder später der älteren Ärztinnen und Ärzte, die mich als jungen Arzt unterstützten.
>
> **GREG:** Das ist was anderes. Ich muss schon meinen Laden für Köder und Ausrüstung allein führen können. Es ist ja nicht so, als würde ich Medizin studieren.
>
> **DR. HALLOWELL:** Einen kleinen Betrieb zu führen ist genau so kompliziert wie Medizin zu studieren, vielleicht sogar noch schwieriger. Warum fühlen Sie sich so unwohl dabei, Hilfe anzunehmen?
>
> **GREG:** Weiß ich auch nicht, aber es ist so. Wir hatten genau dieselbe Diskussion, als Sie das Thema aufbrachten, ob

ich es mit Medikamenten versuchen wolle. Ich will mein Leben auf meine Art leben, nach meinen Bedingungen.

DR. HALLOWELL: Aber ich möchte Ihnen doch nur deutlich machen, wie selbstzerstörerisch diese Einstellung ist. Vor allem in der heutigen Welt. *Niemand* ist unabhängig. *Niemand* ist sich selbst genug. Wir sind alle voneinander abhängig. Das realistische Ziel im Leben ist nicht, unabhängig zu sein, sondern *effektiv voneinander abhängig.* So machen es Leute, die Erfolg haben. Warum Zeit mit etwas verschwenden, das Sie nicht gut können? Bezahlen Sie jemand anderen dafür, um sich dem zu widmen, was Sie gut können.

GREG: Das geht mir einfach total gegen den Strich.

DR. HALLOWELL: Na ja, und das wird Ihnen irgendwann das Genick brechen. Dieser «Strich» hält Sie davon ab, so erfolgreich zu sein, wie Sie es sein könnten. Sie haben das Talent, im Angelgeschäft groß rauszukommen; viele Leute, die sich damit auskennen, haben Ihnen das schon gesagt. Sie haben den richtigen Unternehmergeist. Also nutzen Sie ihn auch! Lassen Sie nicht zu, dass Ihnen die Weigerung, Hilfe anzunehmen, Ihren möglichen Erfolg durchkreuzt.

Wir beide haben schon unzählige Gespräche dieser Art mit unseren Patientinnen und Patienten geführt. Unserer Erfahrung nach ist das Ablehnen von Hilfe der Hauptgrund dafür, warum eine Person die Therapie nicht weiterführt, nachdem die Diagnose ADHS gestellt wurde. Darum ist es so wichtig, die passende Herausforderung zu finden. Wie die Erfahrung von Jon und Greg und allzu vielen anderen zeigt, können wir, wenn wir die falsche Herausforderung wählen, Jahre oder gar Jahrzehnte damit zubringen, in frustrierender und dummer Beharrlichkeit das Unmögliche zu versuchen. (Dasselbe gilt übrigens für die Ehe und andere Beziehungen.)

Wenn Sie erst einmal Ihre Stärken ermittelt haben – ob durch unseren kurzen Fragenkatalog oder mithilfe des Kolbe-Index –, sollten Sie eine bessere Vorstellung von der Schnittmenge dessen haben, was Sie gut können, und dessen, was Sie gerne tun. Keiner von uns kann Ihnen dabei helfen, das zu tun, was für Sie die genau richtige Herausforderung ist – da ist Ihre einzigartige Begabung am Werk. Unterstützen können wir Sie aber dabei, Ihre Umgebung so zu gestalten, dass sich Ihr frisch entdecktes Talent bestens entwickeln kann. Das ist das Thema des folgenden Kapitels.

KAPITEL 6

Die ideale Umgebung

Vom ersten Augenblick an, da die Vorstellung von dem, was wir heute ADHS nennen, formuliert wurde, fragte man sich, wie viel davon auf die Umwelt zurückging und inwiefern eine Veränderung der Umwelt die damit einhergehenden Probleme lindern könne. Dr. Charles Bradley, jener Arzt, der 1937 als Erster Kindern ein Medikament (ein Amphetamin) verabreichte, um die heute ADHS genannte Störung zu behandeln, arbeitete auf seiner Station mit gezielten Veränderungen der Umgebung. Zusätzlich zur Medikation versuchte er, die Beleuchtung zu regulieren, und er experimentierte mit der Bekleidung des Betreuungspersonals – nur um zu ermitteln, wie unterschiedlichste Veränderungen in der Umgebung seinen Patienten helfen könnten.

Heute haben wir ADHS noch um die Merkmale von VAST ergänzt, und eine Medikation eignet sich im Grunde nur für Personen mit diagnostizierter ADHS. Daher sind folgende Fragen für uns besonders relevant: Wie sieht die ideale Umgebung, eine herausragende oder «5-Sterne-Umgebung» für einen Menschen mit Aufmerksamkeitsproblemen aus? Und was für eine Wirkung hat die Schaffung eines solchen Umfeldes?

Der Einfluss der Außenwelt

Um es kurz zu machen: Die Umgebung spielt eine sehr wichtige Rolle. Jegliche Forschung zum Thema unterstreicht heute, dass unsere Umwelt – darin eingeschlossen unsere Ernährung, Kontakt zu Toxinen, chronischer Stress und zahlreiche weitere Faktoren – beeinflussen kann, wie unsere Gene «exprimiert» werden, oder einfacher ausgedrückt: Die Art, wie wir leben, entscheidet mit darüber, ob wir eine Krankheit, für die wir genetisch prädisponiert sind, tatsächlich entwickeln oder nicht. Unsere Umwelt hat also großen Einfluss auf uns, ob zum Guten oder zum Schlechten.

Viele Erwachsene kommen erst dahinter, dass sie ADHS haben, wenn sich ihre Umgebung dramatisch verändert. Wenn beispielsweise eine Frau ihr erstes Kind bekommt oder adoptiert, stellen die enormen organisatorischen Anforderungen in Kombination mit Schlafmangel (und nach einer Geburt auch körperliche Veränderungen) ihre bisherige Umgebung völlig auf den Kopf. Ohne die Ruhe und geordnete Struktur ihres vorherigen Lebens ohne Baby fühlt sie sich hektisch und unproduktiv. Viele Mütter finden Wege, um wieder Struktur und Ruhe in ihren Alltag zu bringen. Irgendwann (vor allem, wenn sie ein bisschen Hilfe und wieder mehr Schlaf bekommen) kehren ihre Produktivität und Ausgeglichenheit zurück. Manchmal aber deutet die bei frischgebackenen Müttern oft als normal angesehene «Stilldemenz» (*Mommy Brain*) auf ADHS hin, und der völlig umgekrempelte Alltag hat die Störung nur zutage gefördert.

Ein weiteres Beispiel ist der Wechsel auf eine höhere Schule oder ins Studium, etwa das uns allzu bekannte Medizinstudium. Plötzlich muss sich die Studentin oder der Student, die/der in der Schule so gut war, dass sie/er auf Anhieb einen Studienplatz erhielt, mit Anforderungen zurechtkommen, mit denen es ihr/sein Gehirn noch nie zu tun hatte. Das neue Lerntempo – der Stoff wird den Studierenden nur so eingetrichtert – bestimmt alles und erschwert es, die bisherigen gesunden und hilfreichen Angewohnheiten (wie Schlafrhythmus, Ernährung und regelmäßiger Sport) beizubehalten. Kann sein, dass die Studentin oder der Student, wie manche junge Mutter, allein wieder Fuß fasst. Es kann aber auch sein, dass dies nicht gelingt und der oder die Betreffende nach kurzer Zeit bei sich ADHS vermutet, eine Diagnose erhält und sich Hilfe sucht. Diese Situation ist allerdings auch ein Nährboden für VAST – einen kulturell bedingten Geisteszustand, der sich, wenn er einmal eingeschaltet ist, nur schwer wieder abschalten lässt, besonders wenn die Umgebung weiterhin die Gesundheit beeinträchtigt.

Die eigene Umgebung organisieren

Manche Elemente in unserer Umwelt können wir einfach nicht beeinflussen. Frischgebackene Eltern können nur begrenzt steuern, wann ihr Baby schläft, wach ist, gestillt, im Arm gehalten oder gewickelt werden muss. Und neue akademische oder berufliche Herausforderungen müssen wir nehmen, wie sie sind. Doch es gibt Umweltfaktoren, die wir hundertprozentig steuern *können* und – wenn Probleme mit der Aufmerksamkeit im Spiel sind – müssen. Neben Beziehungen, Bewegung und Stressreduktion (die so wichtig sind, dass wir ihnen eigene Kapitel widmen, siehe Kapitel 4 und 7) gibt es fünf Bereiche unserer Umgebung, die Sie für sich oder Ihr Kind in den Fokus nehmen sollten: Tagesstruktur, Ernährung, Schlaf, ein positives Umfeld und das Akzeptieren und Auffinden der richtigen Hilfe.

Tagesstruktur

Das Schaffen von Strukturen fällt Menschen mit ADHS oder Merkmalen von VAST nicht unbedingt leicht, und das Befolgen und Wertschätzen dieser Strukturen vielleicht noch weniger.

Strukturen sind eher etwas, wogegen wir uns sträuben, schließlich sind wir von Natur aus eher freie Nonkonformisten und Nonkonformistinnen. Dennoch ist für uns wohl kaum etwas so wichtig und hilfreich wie ein strukturierter Lebenswandel. Struktur bildet die Seitenwände der Bobbahn – ohne sie schlittern wir ins Unglück. Wenn Sie sie vernachlässigen, tun Sie das auf eigene Gefahr!

Aber das ist kein Grund zur Verunsicherung. Immerhin weist Ihr Tag wahrscheinlich schon jetzt einige Struktur in Gestalt täglicher Routinen auf: Vermutlich putzen Sie sich täglich die Zähne und duschen, zweifellos sagen Sie «bitte» und «danke», und womöglich legen Sie sich beim Essen sogar eine Serviette auf den Schoß und stellen nach dem Essen Ihren Teller in den Geschirrspüler oder die Spüle. Diese guten Angewohnheiten haben Sie, weil Ihnen jemand irgendwann deren Bedeutung klargemacht hat. Sollten Sie diese guten Angewohnheiten nicht haben: Es ist nie zu spät, sie sich zuzulegen. Genauso können Sie sich bei vielen anderen Dingen ändern.

Beginnen wir mit den sprichwörtlichen tief hängenden Früchten: ein Plan und eine Liste mit Dingen, die zu erledigen sind. Das Schaffen von Struktur mit diesen uralten Strategien hilft uns dabei, zu planen, Prioritäten zu setzen, häufiger pünktlich zu sein und Dinge weniger aufzuschieben. Allein schon der Akt, sich hinzusetzen und einen Plan oder eine To-do-Liste aufzuschreiben oder zu tippen, wird uns helfen, denn jedes Mal, wenn wir die anstehenden Aufgaben benennen, bekräftigen wir auf neuronaler Ebene deren Bedeutung.

Für Erwachsene gibt es massenhaft entsprechende Hard- (Notizbücher, Klebezettel, Diktiergeräte) und Software (Apps und Erinnerungsfunktionen, die uns an Verabredungen oder Abgabetermine erinnern); es gibt also keine Ausreden dafür, kein einfaches (oder ausgefeiltes) System zu entwickeln. Den Notizen und

Erinnerungstönen dann tatsächlich Aufmerksamkeit zu schenken, ist da schon eine andere Sache. Wie oft wurden wir schon an etwas erinnert, und wie oft haben wir schon (weil wir die Sache wirklich erledigen wollten) den Alarm ausgeschaltet ... nur um dann Stunden später festzustellen, dass unsere Gedanken ganz andere Wege gegangen sind und der (sprichwörtliche oder reale) Zug bereits abgefahren ist? Das passiert natürlich auch «Neuro-Normalos» (also neurotypischen Menschen), doch allzu oft ist es ein Anzeichen für einen ADHS-Geist. Der Trick besteht darin, sich mit zusätzlichen Erinnerungen und Systemen abzusichern – auch indem man Freundinnen und Freunde, Partner oder Partnerin darum bittet, anzurufen oder einen kleinen Schubs zu geben, damit man bei der Sache bleibt.

Natürlich kann man nicht für alles, was zu tun ist, ein Erinnerungssystem einrichten, denn dann würde andauernd irgendein Wecker oder eine App klingeln oder piepsen (was aus anderen Gründen ungut ist, siehe den Abschnitt unten über das Abschalten von elektronischen Geräten!). Ebenso schlecht ist es für eine Freund- oder Partnerschaft, wenn der oder die andere ständig als Anstoßgeber oder -geberin herhalten muss. Fangen Sie lieber klein an, indem Sie eine oder zwei regelmäßige Verpflichtungen oder Aufgaben wählen und für diese eine Struktur entwickeln, die bei der Umsetzung hilft. Probieren Sie Verschiedenes aus, bis Sie genau das finden, was bei Ihnen funktioniert. Mit jeder Verabredung, die Sie einhalten, und jeder Aufgabe, die Sie erledigen, verschaffen Sie sich eine kleine Dosis Selbstbestätigung – und vermutlich viel positive Rückmeldung von den Menschen um Sie herum. Eine solche Belohnung in Form von positivem Feedback verstärkt wiederum Ihren Wunsch nach mehr und motiviert Sie zusätzlich, Ihrem Plan und Ihrer Liste Aufmerksamkeit zu schenken.

Wenn Sie Vater oder Mutter eines Kindes mit Neigung zu ADHS oder VAST sind, möchten Sie wahrscheinlich ein Auge auf diese Pläne haben, die Routinen für Ihr Kind festlegen und es auch an seine Aufgaben erinnern. Das macht Sie keineswegs zu Helikopter-Eltern – Sie müssen ja nicht ständig alles für Ihr Kind regeln und lösen. Vielleicht stellen Sie sich vor, Sie seien die Schlagtürme (Bumper) in einem Flipperautomaten: Sie halten seine Energie und seinen Ideenreichtum ein bisschen in Schach. Jedes Kind liefert besser ab, wenn es weiß, wer die Verantwortung hat. Zu wissen, dass es nicht selbst verantwortlich ist, verschafft ihm ein Gefühl von Sicherheit und Ordnung. Dasselbe gilt bis zu einem gewissen Grad für Erwachsene – eine klare «Befehlshierarchie» gibt Orientierung und ist für Arbeitnehmerinnen und Arbeitnehmer mit ADHS besonders hilfreich.

Das Schaffen geregelter und klarer Erwartungen daran, wie Ihr Kind seine Zeit verbringt, ist sehr wichtig. Ebenso wichtig ist es aber auch, dass Sie Zeiten für ungeregeltes und freies Spiel im Tagesablauf einbauen! Herumrennen, sich bewegen, der Fantasie freien Lauf lassen und etwas erschaffen – das ist die «Arbeit» des Kindes, und ein ADHS- bzw. VAST-Geist braucht solche Zeiten des «Durchlüftens» und der Kreativität umso mehr.

Es ist schwer zu sagen, wann ein Kind alt genug ist, um die Verantwortung für Struktur selbst zu übernehmen, denn dieser Zeitpunkt ist bei jedem Kind ein anderer. Wenn Sie die Kontrolle abgeben, tun Sie dies in kleinen Schritten, sodass Ihr Kind für jede neue Verantwortung bereit ist.

Eine Warnung sei hier ausgesprochen: Elektronische Geräte können unbestritten hilfreich dabei sein, für Kinder wie für Erwachsene Strukturen zu schaffen und beizubehalten. Doch Vorsicht beim Abtauchen in das Internet und soziale Medien! Die Möglichkeit, mit einem Klick oder Wischen von Thema zu Thema zu springen, kann eine enorme Stimulation (Lichter, Farben, Bilder, Ideen!) darstellen, die für jedes Gehirn mit Abneigung gegen Langeweile natürlich äußerst verlockend ist.

Die Erkenntnis, dass man dazu neigt, sich im Internet zu verlieren, ist bereits der erste Schritt zur Kontrolle dieses Impulses. Erwachsene sollten versuchen, ihre Bildschirmzeit zu begrenzen, indem sie das Gerät täglich für mehrere Stunden abschalten oder beiseitelegen (es fällt leichter, wenn die ganze Familie dabei mitmacht). Im Schlafzimmer sind Bildschirme absolut tabu. Laden Sie Ihr Mobiltelefon oder Tablet über Nacht in einem anderen Zimmer auf, wenn Sie für Ihre Arbeit in «Rufbereitschaft» sein müssen.

Ein Kind mit Tendenz zu ADHS oder VAST sollte Bildschirmgeräte so lange wie möglich (also bis die Eltern das Betteln nicht mehr aushalten können) nicht regelmäßig nutzen dürfen. Hat man erst einmal nachgegeben und dem Kind ein eigenes Gerät gekauft, kann man kaum noch zurück. Genau wie bei der Übertragung von mehr Verantwortung ist auch der Zeitpunkt, zu dem man einem Kind ein Bildschirmgerät geben kann, in jeder Familie ein anderer. Doch wann auch immer, formulieren Sie unbedingt klare Regeln für die Nutzung der Geräte (inklusive Zeiten, zu denen diese nicht zur Verfügung stehen oder abgeschaltet sind). Und nehmen Sie die Geräte unbedingt (unbedingt!) nachts an sich (siehe den Abschnitt unten zum Thema Schlaf)!

Ein guter Rat: Belohnungen funktionieren beim ADHS-Geist deutlich besser als Strafen. Ob Sie also als Erwachsener daran arbeiten, für sich selbst eine Struktur zu entwickeln, oder diese als Mutter oder Vater für Ihr Kind aufrechterhalten: Bauen Sie kleine Belohnungen in Ihr System ein. Wie bereits erwähnt, ist es immer schön, ein bisschen Lob von außen zu bekommen (Eltern und Lehrer aufgepasst!), doch warum sollten Sie nicht sich selbst oder Ihr Kind mit etwas Schönem belohnen, wenn eine große Aufgabe geschafft ist oder kleinere Aufgaben konsequent erledigt werden?

Als Orientierungshilfe beim Aufbau einer ADHS- oder VASTfreundlichen Struktur zu Hause, im Klassenzimmer Ihres Kindes oder bei der Arbeit sollten Sie die folgende Liste im Kopf haben.

5-Sterne-Umgebung zu Hause

Ihre heimische Umgebung können Sie am besten nach Ihren Vorstellungen gestalten. Sie sollten Ihr Heim zu einem sicheren Hafen und fröhlichen Ort machen, für sich selbst und/oder für Ihr Kind. Wichtige Elemente sind hier:

- Eine fröhliche Grundstimmung
- Jeder darf so sein, wie er/sie ist.
- Ausreichend Struktur, Planung und Regeln, um Verwirrung und Chaos zu vermeiden
- Tägliche gemeinsame Mahlzeiten mit allen Bewohnerinnen und Bewohnern; Essen kann uns zusammenbringen.
- Sorgen und Nöte werden immer geteilt.
- Fördern Sie Selbstbehauptung und freie Meinungsäußerung – immer.
- Niemals wütend zu Bett gehen.
- Halten Sie Haustiere, wenn möglich.
- Lachen. Viel Lachen!
- Jedoch kein Spott und Necken, so lustig beide auch sein können
- Ehrlichkeit, Ehrlichkeit, Ehrlichkeit. Kein unehrliches Daherreden.
- Jedoch keine brutale Ehrlichkeit. Bleiben Sie freundlich und sanft.
- Formulieren Sie Dankbarkeit ausdrücklich. Auf dem Nährboden von Liebe und Dankbarkeit gedeiht Freude vorzüglich und dauerhaft.

- Ermutigen Sie einander.
- Ergänzen Sie diese Liste um das, was Sie und Ihre Mitbewohner (wer auch immer das sein mag) am höchsten schätzen.

5-Sterne-Umgebung beim Lernen

Sie haben vielleicht keinen oder nur geringen Einfluss darauf, wo Ihr Kind zur Schule geht, aber Sie können sich für folgende Faktoren im Klassenzimmer starkmachen:

- Eine Atmosphäre mit wenig Furcht und viel Vertrauen
- Das Bloßstellen anderer ist nicht erlaubt.
- Es gelten klare Regeln, oder besser noch: Sie hängen in schriftlicher Form an der Wand.
- Die Sitzordnung fördert die Beziehung zu den anderen Kindern.
- «Sokratischer» Unterricht, das heißt: Dialog sowie das Stellen und Beantworten von Fragen, um Informationen zu erarbeiten. Unterricht von oben herab nach dem Motto «ich rede, ihr hört zu» ist mit dem ADHS-Geist nicht kompatibel.
- Möglichst viel projektbasiertes Lernen
- Fördern von Innovation und Initiative
- Häufige Bewegungspausen im Unterricht, etwa mit Aufstehen, Tanzen, Laufen auf der Stelle, Stretching
- Lehrkräfte und Verwaltung, die das Erkennen der eigenen Stärken fördern

5-Sterne-Umgebung bei der Arbeit

Betrachten Sie beim Lesen dieser Liste einmal Ihren Arbeitsplatz. Besteht er die Prüfung? Wenn nicht, sollten Sie sich nach einer Arbeitsumgebung umschauen, die Ihren Bedürfnissen entspricht.

- Angstfrei und vertrauensvoll, von der Chefetage bis in die unterste Ebene
- Strukturiert und organisiert, aber nicht zu reglementiert
- Arbeitsplätze so konfiguriert, dass sie die Verbindung zu den anderen fördern
- Es ist erlaubt, ehrlich zu sein.
- Gerüchtestreuen und Lästern sind nicht erwünscht.
- Klare Regelungen hinsichtlich Autorität und Kommunikation
- Klare Regelungen zu wichtigen Themen, wie Urlaub, Pausen, Übergriffigkeit, privaten E-Mails und Nachrichten
- Wenig Beanspruchung der Personalabteilung, stattdessen sollten Dinge mit Kolleginnen und Kollegen direkt und unter vier Augen geklärt werden (außer bei Übergriffen – da sollten Sie sich bei der Personalabteilung Rückendeckung holen).
- Es ist erlaubt, zu sein, wie man ist; sowohl Schwächen als auch Stärken werden anerkannt.
- Jede und jeder hat die Möglichkeit, Initiative zu zeigen, ihr oder sein Handeln zu steuern und dafür Anerkennung zu erhalten.
- Die Leitung bemüht sich ausdrücklich, den Mitarbeiterinnen und Mitarbeitern zu ihren Talenten passende Aufgaben zu geben.
- Die Leitung formuliert und erläutert ihre Erwartungen klar und deutlich.

Ernährung

Wie wir unseren Körper mit Energie versorgen, ist von großer Bedeutung. Geben Sie ihm hochwertigen «Treibstoff» (Nahrung), und Ihr «Motor» (Ihr Körper) wird – außer im Falle von Krankheiten oder Unfällen – gleichmäßiger laufen. Natürlich gibt es sehr widersprüchliche Aussagen darüber, wie man sich am besten ernährt. Je nachdem, ob es um Gewichtsverlust, Herzgesundheit, Entzündungshemmung oder Tierwohl geht: Unzählige Ratgeber geben Auskunft über alle möglichen Ernährungsformen und «die besten» Nährstoffkombinationen.

Über den besten Treibstoff für das ADHS-Gehirn sollte allerdings Einigkeit bestehen. Wir wissen viel darüber, welche Nahrungsmittel zu Hyperaktivität oder einer schlechteren Leistung unserer «Maschinerie» beitragen. Und die Sache ist wirklich nicht kompliziert!

Generell hält man sich am besten an vollwertige Kost. Vollkorn ist besser als verarbeitetes Getreide; frische Nahrungsmittel sind besser als Fertignahrung und verpackte Lebensmittel. Vermeiden Sie verarbeitete Lebensmittel, Junkfood und alle Nahrungsmittel, die Zusatzstoffe, Konservierungsmittel und Farbstoffe enthalten.

Je mehr Gemüse und Obst, umso besser. Gesunde Öle und Fette sind gut, Transfette schlecht. Lassen Sie lieber die Finger von Fruchtsäften, da sie viel Zucker (siehe unten) und somit leere Kalorien, also keine anderen wertvollen Inhaltsstoffe, enthalten. Ihr Körper braucht außerdem hochwertiges Protein (Eiweiß) in Form von unverarbeitetem Fleisch, Fisch, Nüssen, Hülsenfrüchten, Tofu, Quinoa oder Eiern.

Trinken Sie viel Wasser. Oder Tee. Wir lieben auch Kaffee, denn Koffein ist das beste frei verkäufliche Konzentrationsmittel, das es gibt. Trinken Sie ihn jedoch in Maßen und achten Sie auf

Nebenwirkungen, wie erhöhte Herzfrequenz, Herzrhythmusschwankungen, entwässernde und abführende Wirkung, Schlaflosigkeit, Unruhe und Reizbarkeit. Sie alle zeigen an, dass es zu viel des Guten war!

Und immer gilt: Meiden Sie Zucker. Zucker fördert die Bildung und Freisetzung von Dopamin, und das ADHS-Gehirn liebt einen guten Schuss Dopamin. Die Dopaminwirkung fühlt sich anfangs angenehm an – man ist voller Energie, fröhlich, zufrieden –, doch leider muss man immer weiter Zucker zu sich nehmen, um sie aufrechtzuerhalten. Das ist der Grund für die große Portion Eis um Mitternacht, die Süßigkeiten im Kino, Soßen über allem und Keksen in Massen. Das ist nicht nur schlecht für die Figur, sondern das Stimmungstief nach Absinken des Zucker- und Dopaminspiegels fühlt sich auch furchtbar an.

Abgesehen von seinem geringen Nährwert und der Versuchung, die er für Menschen mit ADHS darstellt, stimmen die meisten von uns mit viel ADHS-Erfahrung darin überein, dass Zucker bei manchen Kindern störendes Verhalten auslöst. Bei anderen Kindern bereitet er wiederum keine Probleme. Sie müssen es selbst herausfinden: Wenn Ihr Kind bei einer Geburtstagsfeier Kuchen und Eiscreme isst und Cola trinkt und dann zu Hause «abgeht wie eine Rakete», nun, dann verringern Sie nächstes Mal den Zuckerkonsum, oder Sie lassen es nicht zu der Feier, oder ... Sie richten sich auf die Rakete ein.

Manchen Menschen mit ADHS- oder VAST-Symptomen geht es besser, wenn sie Milchprodukte (und somit Lactose, Milchzucker) meiden oder sich glutenfrei ernähren. Der beste Weg, dies herauszufinden, ist: ausprobieren. Wenn Sie eine Gluten- oder Lactose-Unverträglichkeit haben, wissen Sie das sicher bereits, doch auch manchen Menschen ohne ausgeprägte Intoleranz, ob Kindern oder Erwachsenen, geht es besser, wenn sie auf diese Stoffe verzichten.

Vor etwa 40 Jahren verkündete Dr. Benjamin Feingold einen kompletten Ernährungsplan, der angeblich ADHS heilen würde. Diese komplexe Diät ordnete den Verzicht auf Süßungsmittel, Zusatz- und Farbstoffe sowie viele Lebensmittel an, die Salicylate enthalten, darunter Kirschen, Mandeln, Tee und Tomaten. Zeigt ein Kind bei dieser restriktiven Ernährung eine Besserung, kann man nach und nach die einzelnen weggelassenen Nahrungsmittel wieder in den Speiseplan aufnehmen und so schließlich ermitteln, welche Nahrungsmittel toleriert werden und welche die Symptome verschlimmern.

Wie so viele, die etwas Neues einführen wollen, ging Feingold mit seiner Diät zu weit, er wurde zu doktrinär, und die Leute wandten sich von ihm ab. Wie bei so vielen neuen Programmen hatte aber auch sein Ernährungsplan durchaus Erfolge vorzuweisen. Wir sehen bei einigen Kindern, dass sie enorm von der Feingold-Diät profitieren, vermutlich, weil bei ihnen eine Überempfindlichkeit oder Allergie gegen die eliminierten Lebensmittel besteht.

Vitamine und Mineralien

Manche Nahrungsergänzungsmittel sind bei Bedarf durchaus empfehlenswert, etwa Multivitaminpräparate, Vitamin D, Magnesium, B-Vitamine, Vitamin C (Ascorbinsäure), Kalzium- oder Zinkpräparate.

Darüber hinaus gibt es etliche Präparate, die eine verbesserte Konzentrationsfähigkeit versprechen – manche seriös, manche eher nicht. Wie bei allen Nahrungsergänzungsmitteln gilt, dass sie nicht immer halten, was sie versprechen. Als sachkundiges Buch, das etliche natürliche Behandlungsmethoden vorstellt, empfehlen wir *Non-drug Treatments for ADHD* von Richard

Brown und Patricia Gerbarg (das allerdings nicht in deutscher Sprache vorliegt). Dieses herausragende Werk wurde von zwei Top-Medizinern verfasst, die weder ihr eigenes Süppchen kochen noch selbst ein Präparat feilbieten wollen.

Ein Nahrungsergänzungsmittel können wir nachdrücklich empfehlen, nämlich Omega-3-Fettsäuren. Allerdings ist auf höchste pharmazeutische Qualität zu achten.

Bestimmte Fettsäuren sind gut für unser Gehirn und daher auch für Menschen mit ADHS, weil die Myelinscheiden, die unsere Nervenzellfortsätze umgeben wie isolierender Kunststoff ein Stromkabel, überwiegend aus Fetten bestehen. Um diese Zusammensetzung aufrechtzuerhalten, brauchen wir essenzielle Fettsäuren. «Essenziell» bedeutet, dass unser Körper sie nicht selbst synthetisieren kann, sondern wir sie mit der Nahrung aufnehmen müssen. Wenn man allerdings nicht gerade raue Mengen an Nüssen, Leinöl, Lachs und anderen Fettfischen verzehrt, gelingt es nur schwer, genügend essenzielle Fettsäuren über die Nahrung aufzunehmen.

CBD

Cannabidiol (kurz CBD) ist ein Wirkstoff aus der Cannabispflanze (Hanf) – jawohl, aus eben jener Pflanze, aus der auch Marihuana hergestellt wird. Die Substanz ist momentan der letzte Schrei und wird vom Mundgeruch über Hexenschuss bis hin zum Nervenflattern vor der Hochzeit für so ziemlich alles empfohlen; dennoch sollte man sie auf keinen Fall abschreiben. In vielerlei Hinsicht ist sie als Supplement äußerst vielversprechend.

Zur Zeit unseres Medizinstudiums war eine der aufregendsten Neuentdeckungen das System der «endogenen Opioidrezeptoren» – also die Feststellung, dass das Gehirn eingebaute Rezeptoren für opiatähnliche Substanzen hat. Kurz darauf folgte die Entdeckung der Endorphine. Die Bezeichnung ist abgekürzt aus *endogene Morphine*, ein Verweis auf die Fähigkeit des Körpers, eigene Morphine zu bilden (deren Wirkung beispielsweise Dauerläufer als «Runner's High» kennen).

Heute, etwa 50 Jahre später, wissen wir, dass der Körper auch ein System aus endogenen Cannabinoid-Rezeptoren hat, eine große Sache, die Behandlungsmöglichkeiten für Angststörungen, Schmerzen, Krampfanfälle, Sucht und, ja, auch ADHS eröffnet.

Für uns besteht die Hauptanwendung von Cannabinoiden bis jetzt in der Behandlung der Ängste, die so oft mit ADHS und auch VAST einhergehen. CBD kann Angstzustände lösen, vielleicht durch Interaktion mit den GABA-Rezeptoren. GABA (Gamma-Aminobuttersäure) ist ein Neurotransmitter, dessen Wirkung Substanzen wie Benzodiazepine (das bekannteste Präparat ist Valium) und Alkohol verstärken. Richtig dosiert, kann es beruhigend wirken.

In den USA ist seit März 2020 ein Präparat mit Omega-3-Fettsäuren und CBD auf dem Markt. Erste Berichte besagen, dass es beruhigend, aber nicht betäubend wirkt. Dr. Hallowell nimmt das Präparat selbst täglich ein und berichtet, dass es seine Reaktivität sowie seine Neigung, schnell gereizt zu sein, reduziert. Die deutsche Leitlinie «Aufmerksamkeitsdefizit-/Hyperaktivitätsstörung (ADHS) im Kindes-, Jugend- und Erwachsenenalter», die von zahlreichen Fachgesellschaften, Verbänden und Experten zusammengestellt wurde, empfiehlt derzeit hingegen, Cannabis nicht für die Behandlung von ADHS einzusetzen.

Schlaf

Ist es wirklich so weit gekommen, dass wir die Menschen dazu auffordern müssen, ins Bett zu gehen? Früher war es immer so, dass man die Menschen zum Aufstehen bewegen musste; heute muss man sie ins Bett schicken. Besonders uns ADHS- oder VAST-Menschen, die ständig nach Stimulation suchen. Wir verlassen nur ungern die Party und schalten auch unsere Geräte nicht gern ab; daher bleiben wir oft viel zu lange wach. Doch unser Gehirn funktioniert nicht (nicht annähernd!) hundertprozentig, wenn wir nicht genug Schlaf bekommen.

Wie viel Schlaf ist genug? Ganz einfach: die Schlafmenge, nach der Sie ohne Wecker aufwachen. Sie entspricht Ihrem physiologischen Schlafbedürfnis. Versuchen Sie, so viel Schlaf zu bekommen, dann wird Ihr Gehirn Sie dafür belohnen, und Ihr Körper ebenso. Schlafmangel geht mit einem erhöhten Risiko für Fettleibigkeit, Depression, Bluthochdruck, ein geschwächtes Immunsystem (was wiederum die Krebsgefahr erhöht) und Angststörungen einher.

Die sogenannte Schlafapnoe (nächtliche Atemaussetzer, meist durch Erschlaffung und somit Verschluss des Rachens) kann zudem ein Syndrom verursachen, das ADHS ähnelt. Schlafapnoe ist eine «Differenzialdiagnose» zu ADHS, zählt also zu den Leiden, deren Symptome ADHS stark ähneln. Auf dieser Liste finden sich auch Schilddrüsenüber- und -unterfunktion, Depression, Koffeinismus (überhöhter Genuss von Kaffee oder anderen koffeinhaltigen Getränken), bipolare Störung, Angststörungen, Phäochromozytom (ein Tumor der Nebenniere, der eine übersteigerte Adrenalinausschüttung bewirkt), Substanzmissbrauch, posttraumatische Belastungsstörung sowie das Mit-sich-Herumtragen von zu vielen Geheimnissen und zu vielen Schamgefühlen (keine förmliche Diagnose, aber von uns in der Praxis oft gesehen). All diese Leiden können nicht nur ADHS vortäuschen, sondern auch begleitend dazu auftreten.

Liegt eine Schlafapnoe vor, kann es sein, dass durch ihre Behandlung die vermeintliche ADHS «geheilt» wird. Dies können Sie in einem Schlaflabor abklären lassen, das es in vielen Krankenhäusern gibt. Der Verdacht auf Schlafapnoe liegt nahe, wenn Sie nach dem Aufwachen immer noch müde sind, Übergewicht haben (allerdings gibt es Schlafapnoe auch bei schlanken Menschen) und besonders reizbar sind.

Medikamente können zwar beim Einschlafen helfen, doch gibt es ein relativ neues Hilfsmittel, das von der US-Behörde FDA für die Behandlung von Schlafstörungen, aber auch Depression und Angststörungen zugelassen ist. Auch bei einigen unserer Patientinnen und Patienten (aller Altersstufen) hat es sich als hilfreich erwiesen. Gemeint ist der «Fisher-Wallace-Stimulator». Dieser verursacht keine nennenswerten Nebenwirkungen und bewirkt auch keine Gewöhnung. Das Gerät stimuliert mit einem geringen Wechselstrom die Freisetzung wichtiger Neurotransmitter, wie Serotonin, Dopamin und Beta-Endorphin, und senkt die Freisetzung des Stresshormons Cortisol. Es lässt sich von Patienten aller Altersstufen leicht anwenden und kann (zumindest in den USA) ärztlich verordnet werden. Dr. Hallowell hat es bereits mehreren Dutzend Patientinnen und Patienten verordnet. Nicht alle haben davon profitiert, aber doch die meisten, und das nicht nur hinsichtlich der bestätigten Leiden, sondern auch im Hinblick auf ADHS. Da Ängste und Depressionen, ebenso wie Schlafstörungen, oft mit ADHS einhergehen, bildet der Stimulator eine gute nicht medikamentöse Alternative, über die man nachdenken sollte.

Die richtige Schlafhygiene

Schlaflabore können die Wirksamkeit dieser Empfehlungen bestätigen – und das werden zweifellos auch Ihre eigenen Erfahrungen tun. Sie schlafen länger und besser, wenn Sie

- elektronische Geräte mindestens eine Stunde vor dem Zubettgehen ausschalten, damit Ihr Gehirn genug Zeit hat, seine Aktivität herunterzufahren, und nicht mehr so stimuliert ist,
- elektronische Geräte außerhalb des Schlafzimmers über Nacht aufladen,
- die Heizung herunterdrehen und/oder das Fenster ein wenig öffnen, um frische, kühle Luft hereinzulassen. Gegebenenfalls ist auch ein Ventilator oder eine Klimaanlage hilfreich.

Ein positives Umfeld schaffen

Bislang haben wir über Dinge geschrieben, die Sie größtenteils selbst bestimmen können – wie Ihre Tagesstruktur, Ernährung oder Schlafenszeit. Andere Menschen sind jedoch ebenfalls Teil Ihrer Umwelt, und deren Aktivitäten oder Ansichten können Sie nur minimal beeinflussen. Sie können allerdings entscheiden, wen Sie in Ihre Welt lassen und, zumindest bis zu einem gewissen Grad, mit wem Sie Ihre Zeit verbringen. Also entscheiden Sie klug.

Wenn Ihr Kind betroffen ist (und Sie die Möglichkeit der Wahl haben), sollten Sie sich für eine Schule entscheiden, die es gezielt über seine Stärken in der Arbeit fördert. Mithilfe unserer Frageliste in Kapitel 5 können Sie die Stärken Ihres Kindes einschätzen und die Antworten seiner Schule mitteilen. Sorgen Sie dafür, dass seine Stärken in seiner «Schulakte» vermerkt werden, sodass jeder und jede, der/die mit ihm zu tun hat, diese grundlegenden Informationen erhält. Selbst wenn Sie die Schule nicht frei wählen können, ist das Mitteilen der Stärken Ihres Kindes ein dezenter Weg, um seine Bedürfnisse zu verdeutlichen; dies kann zudem einen positiven Austausch mit Schulen oder Lehrerinnen und Lehrern fördern, die die Situation erst einmal erfassen müssen.

Bei der Schulwahl oder von der Schule, die das Kind bereits besucht, sind noch mehr Dinge zu bedenken bzw. zu wünschen; die für uns wichtigsten Punkte hierzu finden Sie im Abschnitt zur Tagesstruktur weiter vorne in diesem Kapitel. Ein Punkt sei ausdrücklich noch einmal wiederholt: Machen Sie der Schulleitung und den Lehrerinnen und Lehrern das Bedürfnis Ihres Kindes nach Stimulation klar – dann können sie ihm Freiräume bieten, um sich zu bewegen, und ihren Unterricht zumindest teilweise auf seine Interessen abstimmen.

Als erwachsene Person zählen Sie vielleicht schon zu den Glücklichen, die am Arbeitsplatz von positiven, verständnisvollen Menschen umgeben sind, die Ihre Stärken honorieren. Wenn aber die Punkte für eine 5-Sterne-Umgebung bei der Arbeit (siehe Abschnitt Tagesstruktur oben) in Ihrem Arbeitsalltag nicht erfüllt werden, sollten Sie sich in Ihrem eigenen Interesse nach einer Arbeit umschauen, die besser zu Ihnen passt.

Das ist ein ziemlicher Angang, das ist uns durchaus klar – vor allem, wenn die wirtschaftliche Lage nicht die beste ist (und das war sie nicht, während wir dieses Buch verfassten). Was können Sie also sonst noch tun, um sich ein positives Umfeld zu schaffen? Nun – wählen Sie Freunde und Partner mit großem Bedacht!

Wir können es zwar nicht mit Statistiken belegen, aber unsere empirischen Belege sind überwältigend: Menschen mit ADHS und VAST machen oft den Fehler, sich auf «schwere Fälle» einzulassen – denn es ist höchst stimulierend, Menschen, die in

Schwierigkeiten sind, zu helfen oder zu retten. Unser Rat: Versuchen Sie, sich in eine stabile Persönlichkeit zu verlieben, die auch stimulierend ist. Es gibt sie!

Allgemeiner gesagt sollten Sie Menschen meiden, die Sie herunterziehen, schlecht daherreden, die überwiegend zynisch und negativ sind. Damit sei nicht gesagt, dass Sie sich nur mit fröhlichen Optimisten umgeben sollen. Einige unserer besten Freunde und Freundinnen sind durch und durch pessimistisch, aber sie strahlen dennoch Wärme aus. Meiden sollten Sie Menschen, die Ihnen alle positive Energie rauben. Achten Sie darauf, wie Sie sich nach dem Zusammensein mit einer Person fühlen. Das ist ein guter Indikator dafür, ob Sie noch mehr Zeit mit diesem Menschen verbringen sollten oder nicht.

Die richtige Hilfe finden und annehmen

Der Gedanke, sich die richtige Hilfe zu suchen und diese auch in Anspruch zu nehmen, ist verwandt mit einem unserer allgemeinen Grundsätze: Behalten Sie Ihre Sorgen nicht für sich. Wenn mehr von Ihnen gefordert wird, als Sie leisten können, holen Sie sich Hilfe an den richtigen Orten und von den richtigen Menschen.

Die meisten Menschen wissen, dass das Bitten um Hilfe kein Zeichen von Schwäche ist, zumindest gilt das in den meisten Zusammenhängen. So brauchen sich junge Eltern nicht dafür zu schämen, wenn sie ihre Eltern, Freunde oder Kinderärzte um Rat fragen. Zwar ist es immer noch mit einem gewissen Stigma versehen, Hilfe wegen postpartaler Depression zu suchen, doch auch das verändert sich, weil immer mehr Frauen offen darüber reden, dass auch sie dies erlebt haben. Zudem achten immer mehr Ärztinnen und Ärzte auf Anzeichen dieser Störung. Genau so sollte es auch bei ADHS oder VAST sein. Wie sagen wir immer zu unseren Patienten: Sie müssen das nicht alleine durchstehen. Arbeiten Sie smart, nicht nur hart.

Die sozialen Einschränkungen von ADHS/VAST sind oft schmerzhaft und hinderlich, darum ist es so wichtig, diesen Schritt ernsthaft zu gehen.

Sozialcoaching

Auch wenn Sie sinnvollerweise viel dafür tun, sich überwiegend mit «guten» Leuten zu umgeben, haben Sie doch keinen hundertprozentigen Einfluss darauf, mit welchen Menschen Sie zusammenkommen. Ob als Schulkind, das in seiner Laufbahn immer mal wieder in neue Klassen oder Gruppen gesteckt wird, oder als erwachsener Mensch, der am Arbeitsplatz mit Personen arbeiten muss, die er oder sie nicht besonders mag: Man ist glücklicher und erfolgreicher, wenn man weiß, wie man mit (allen) Menschen umgehen kann.

An dieser Stelle kommen neue Forschungsergebnisse ins Spiel. Vor nicht allzu langer Zeit gab es keine zuverlässigen Methoden, um Kindern (oder gar Erwachsenen) das Auskommen mit anderen beizubringen. Heute aber gibt es sie.

Den Anfang machte der russische Forscher Iwan Pawlow mit seinen berühmten Hundeversuchen; ihm folgte der US-Amerikaner B.F. Skinner mit seinen ebenso berühmten Rattenversuchen an der Harvard University. Die daraus entstandene Lehre des Behaviorismus räumte mit der Vorstellung auf, dass allein der freie Wille das menschliche Handeln bestimme. Den Behavioristen zufolge bedeutet störendes, dummes oder grobes Verhalten einer Person nicht unbedingt, dass diese sich so verhalten *will*, und (was noch wichtiger ist) auch nicht, dass sie sich immer weiter so verhalten muss.

Die behavioristische Forschung brachte eine ganz neue Form der Behandlung auf den Weg, die heute noch vielfach und erfolgreich eingesetzt wird: die *Applied Behavior Analysis* (ABA, «angewandte Verhaltensanalyse»). ABA wird oft zur Behandlung von Autismus eingesetzt, doch man kann mit ihr vielerlei Gewohnheiten verändern, neue Gewohnheiten erlernen, neue Routinen entwickeln, Kleinkinder beim Trockenwerden unterstützen und sogar große Organisationen managen. Mit der ABA sollen bestimmte Fertigkeiten entwickelt werden, mit denen ein Individuum sein Leben besser meistern kann.

Ein anderer Ansatz könnte sogar noch effektiver sein, weil er uns lehrt, wie eine soziale Situation einzuschätzen ist, und nicht nur Gewohnheiten und Verhaltensweisen ändert. Diese Methode hilft Menschen dabei, ihr Verhalten zu verstehen, statt es einfach nur zu ändern, und wird darum passend als *soziales Lernen* bezeichnet.

Wenn Ihr Kind einfach nicht versteht, wie es klarkommt, wenn es nicht begreift, wie man sich in einer Gruppe verhält, so wie andere Kinder nicht begreifen, wie sie mathematische Aufgaben lösen können, dann brauchen Sie einen Spezialisten oder eine Spezialistin mit mehr als nur der Fähigkeit, ein ABA-Training durchzuführen, Ihrem Kind zu sagen, welche Handlungen es imitieren, welche Wörter es wiedergeben und welche Emotionen es durchleben soll. Sie brauchen jemanden, der Ihrem Kind dabei hilft, all die verschiedenen Schritte durchzudenken und nachzufühlen, die in ihrer Gesamtheit jene unglaublich komplexe Interaktion ergeben, die wir als «mit jemandem klarkommen» bezeichnen. Manchen Kindern fällt dies von Natur aus leicht, so wie es manchen Kindern leichtfällt, rückwärts Schlittschuh zu laufen. Andere Kinder tun sich damit schrecklich schwer, so wie manche Kinder auf dem Allerwertesten landen, wenn sie versuchen, rückwärts Schlittschuh zu laufen. Allerdings kann man beidem beikommen, indem man es in erlernbare Schritte zerlegt. *Sie müssen nicht mit dieser Gabe zur Welt kommen. Sie können sie auch induktiv erlernen, statt sie «auswendig zu lernen» oder darauf konditioniert zu werden.* Das ist die große Erkenntnis, die soziales Lernen von behavioristischem Training unterscheidet.

Beide, das ABA-Lager und die Verfechter des sozialen Lernens, streiten darüber, wer recht hat und welche Methode eher schadet. Beide Gruppen haben viel anzubieten. Wenn Sie mit dem Rauchen aufhören wollen oder sich übermäßiges Essen oder eine andere Angewohnheit abtrainieren wollen, suchen Sie jemanden auf, der auf ABA spezialisiert ist. Wollen Sie aber lernen, wie man mit anderen klarkommt, suchen Sie sich einen Experten oder eine Expertin (manchmal auch «Coach» genannt) für soziales Lernen. Die wirklich exzellente Caroline Maguire hat mit *Why Will No One Play with Me? The Play Better Plan to Help Children of All Ages Make Friends and Thrive* («Warum nur spielt niemand mit mir? Der Besser-Spielen-Plan, um Kindern aller Altersklassen dabei zu helfen, Freunde zu finden und zu wachsen») ein ebenfalls exzellentes (und bislang nicht ins Deutsche übersetztes) Buch zum Thema verfasst, das wir dringend zur Lektüre empfehlen.

Es sei ausdrücklich angemerkt, dass es oft völlig ausreicht, sein Verhalten mithilfe von ABA zu verändern. Manchmal aber möchte man tiefer vordringen, um einem Kind (oder wem auch immer) dabei zu helfen, kognitiv und emotional zu verstehen, wo es in sozialen Situationen steht, wer es ist sowie welche Optionen es hat, und dabei zu entscheiden, was es tun möchte. Hat ein Kind erst einmal gelernt, für sich zu entscheiden, was es tun möchte, statt reflexhaft Verhaltensweisen abzuspulen, auf deren Ausführung es konditioniert wurde, dann findet eine echte Weiterentwicklung statt. ABA ist eher oberflächlich, soziales Lernen geht in die Tiefe. ABA ist mehr oder weniger roboterhaft, soziales Lernen hilft dabei, soziale Situationen zu verstehen und entsprechend der eigenen Bedürfnisse und Werte zu reagieren. ABA ist eher mechanisch; soziales Lernen ist eher geschmeidig, menschlich. Wenn wir Kinder darin fördern, soziale Situationen zu verstehen und verschiedene Wege zu entwickeln, damit umzugehen, vermitteln wir ihnen nicht nur diese Fertigkeit, sondern auch die Freude daran, sodass die Interaktion mehr ist als eine «mechanische» Abfolge von Handlungen.

KAPITEL 7

Fokussierung und Motivation: Was Sport für uns bedeutet

Steht bei Ihnen ein großer Vortrag oder eine Präsentation an? Müssen Sie für eine wichtige Prüfung lernen? Wir geben Ihnen diesen Tipp: Laufen Sie einmal um den Block, gehen Sie die Treppen in Ihrem Haus auf und ab, kurzum: Tun Sie irgendetwas, um in Bewegung zu kommen. Sie werden zweifellos feststellen, dass Sie sich hinterher besser fokussieren und auf den Stoff konzentrieren können. Am besten, Sie machen sich Bewegung zur Gewohnheit und betrachten sie einfach als medizinische Notwendigkeit, um optimal «funktionieren» zu können.

Sport ist eines der wichtigsten nicht medizinischen Mittel, um gesund und leistungsfähig zu werden und zu bleiben; er kann uns vor vielem schützen. Nicht nur, dass unser Kardiologe glücklich ist und wir in Badehose oder -anzug eine bessere Figur machen, nein: Eine der faszinierendsten und förderlichsten Wirkungen von Sport besteht darin, dass er mehr als jede andere unserer Aktivitäten das Gehirn darauf vorbereitet, zu wachsen, zu lernen und sich zu verändern. Er hebt die Stimmung und steigert die Motivation, reduziert Ängste, reguliert Emotionen und fördert unsere Konzentration.

Ob bei Depression oder Angststörungen, ADHS oder einer VAST-Symptomatik – Ärztinnen und Ärzte sollten immer Sport verordnen.

Sehen ist glauben

Anfang der 1980er-Jahre suchte ein Patient, den wir David nennen wollen, Dr. Ratey auf.

Als Professor an einer Elite-Universität in New England war David unglaublich produktiv und erfolgreich gewesen – er hatte etliche Bücher und Dutzende von Artikeln verfasst, und er war Hauptredner auf Tagungen in aller Welt. Er war auch sein Leben lang ein Läufer gewesen; seine Lieblingsdistanz war der Marathon. Einige Monate bevor er zu Dr. Ratey kam, hatte David jedoch sein Knie verdreht, sodass er nicht mehr trainieren und an Wettkämpfen teilnehmen konnte. Aus seinem Laufen war nur mehr ein (zaghaftes) Gehen geworden.

David war erst kurz zuvor aus einer Depression herausgekommen, die mit seiner Verletzung zusammenhing – verständlich, da er, damit diese ausheilte, seine lebenslange Gewohnheit und Leidenschaft ablegen musste. Allerdings beschäftigten ihn damals auch andere Probleme, denen er sich zu jenem Zeitpunkt gegenübersah. Er konnte sich nicht auf seine Arbeit konzentrieren, und sein Privatleben war das reinste Chaos. Dieser zuvor hocheffiziente, vielfältig tätige Professor schob alles vor sich her, rief niemanden zurück, geriet aus den fadenscheinigsten Gründen in Wut über seine langjährige Lebensgefährtin, traf sich nicht mehr mit Freunden, und seine Arbeit an vielen Projekten war festgefahren. Er fand nicht wieder ins Schreiben und Vortragen hinein, vergaß Verabredungen und war ganz untypisch unorganisiert. Offenbar hatte die Veränderung in seiner Routine und Umgebung seine ADHS zutage gefördert. Das Laufen war lebenslang sein Ausgleichsmechanismus gewesen.

Weil David aus dieser Abwärtsspirale herauskommen und unbedingt wieder sein altes Ich zurückhaben wollte, das heilsame Laufen aber noch nicht wieder aufnehmen konnte, verschrieb

Dr. Ratey ihm Ritalin. Dieses hatte sofort eine positive Wirkung. Binnen sechs Monaten war Davids Fähigkeit, eine Arbeit zu beginnen und fertigzustellen, zurückgekehrt; er konnte auch seine Emotionen viel besser modulieren, was seiner Beziehung guttat.

Nachdem Davids Knie geheilt war und er wieder seine Laufroutine aufnehmen konnte, kamen er und Dr. Ratey überein, dass es an der Zeit war, die Medikation mit Ritalin auslaufen zu lassen. Dies hatte keine Auswirkung auf seinen Arbeitseifer. In den folgenden Jahren nahm David gelegentlich eine kleine Dosis Ritalin, um seine Konzentration zu steigern, doch die Rückkehr zum Laufen war seine ganz eigene Medizin, eine wahrhaft wirksame Behandlung seiner zuvor nicht entdeckten ADHS.

Was sagt die Wissenschaft?

Was also passiert genau, wenn wir die Laufschuhe anziehen und eine Runde joggen oder ins Fitnessstudio gehen oder die Musik aufdrehen und tanzen?

Es hat unzählige Vorteile, regelmäßig die Herzfrequenz in die Höhe zu treiben; der wichtigste ist womöglich die Freisetzung eines Wachstumsfaktor BDNF (abgekürzt aus *Brain Derived Neurotrophic Factor*) genannten Proteins. Neurotrophine wie dieses wirken schützend und wachstumsfördernd auf Nervenzellen, denn sie schaffen eine fruchtbare Umgebung für die Bildung neuer Neurone sowie neuer Verknüpfungen zwischen bestehenden Nervenzellen. Wenn wir uns bewegen, sind dabei mehr Neurone beteiligt als bei jeder anderen menschlichen Aktivität. Je mehr wir uns bewegen, desto mehr Nervenzellen «feuern». Dabei setzen sie an den Synapsen Neurotransmitter frei, die Informationen auf die benachbarten Neurone übertragen. Es kommt zu einem Anstieg von Dopamin und Noradrenalin, die für die Regulierung unseres Aufmerksamkeitssystems eine wichtige Rolle spielen.

Tatsächlich sollen die bei ADHS so oft verschriebenen Stimulanzien und Antidepressiva die Konzentration von Dopamin und Noradrenalin im Gehirn erhöhen, da diese dazu beitragen, die Aufmerksamkeit zu halten sowie Konzentration und Motivation zu steigern und zu bewahren. Ein aktueller Befund der ADHS-Forschung ist, dass manche der bei Betroffenen vorliegenden genetischen Besonderheiten mit Beeinträchtigungen des Dopamin- und Noradrenalinsystems einhergehen. Sportliche Aktivität kommt somit der Einnahme eines Stimulans gleich, das dieses Defizit für den Augenblick ausgleicht: Das Individuum ist dann angeregt und aufmerksam.

Beim Sport arbeiten die Anteile des Konnektoms, die das Default Mode Network bilden, «geschmeidiger», sodass der Übergang in das Task Positive Network (TPN) leichter und vollständiger erfolgt, über das wir unseren frontalen Cortex ansteuern. Wir erinnern uns: Der frontale Cortex (Stirnlappen) ist sozusagen die Chefetage des Gehirns. Wenn Sie sich in Bewegung versetzen, wird in diesem Areal gefeuert, was Ihr Aufmerksamkeitssystem anschaltet und bewirkt, dass Sie konzentriert bei der Sache bleiben.

Das Beste dabei: Sie müssen nicht Marathon laufen wie David, um in den Genuss dieser positiven Effekte zu kommen. Im Jahr 2018 erschien ein Artikel spanischer Forschender, die Studien aus 17 Jahren ausgewertet hatten. Diese hatten jeweils Sport als Behandlung von ADHS zum Thema. Das Team untersuchte Befunde von mehr als 700 Individuen aus acht Ländern. Schon nach 20 bis 30 Minuten moderater Bewegung zeigten die Testpersonen eine verbesserte Reaktionszeit und auch präzisere Reaktionen, sodass sie sich besser und dauerhafter konzentrieren konnten. Zudem konnten 65 Prozent der Personen signifikant besser planen und organisieren, und das nach einer einzigen Trainingseinheit von lediglich 20 bis 30 Minuten.

Schulischer Erfolg

Einige der kreativsten Ideen zum Einsatz von Sport bei ADHS abseits jeden Schubladendenkens stammen von Lehrerinnen und Lehrern, von Ausbildern und Ausbilderinnen. Wohl niemand weiß besser als Lehrerinnen und Lehrer, dass fast kein Kind stundenlang still sitzen kann (Gleiches gilt für die meisten Erwachsenen). Das wird noch deutlicher, wenn eine steigende Anzahl von Schülerinnen und Schülern mit ADHS oder Lernschwächen zu kämpfen hat.

Im kanadischen Saskatoon sah sich Allison Cameron, Lehrerin in der achten Klasse, einer noch größeren Herausforderung gegenüber. Sie arbeitete am City Park Collegiate, einer Auffangschule. Dorthin werden Kinder geschickt, die sich an anderen Schulen des Distrikts nicht einfügen, um sie wieder auf den richtigen Weg zu bringen. Viele von ihnen leben in Armut, werden kaum gefördert, sind mit dem fetalen Alkoholsyndrom zur Welt gekommen oder konsumieren selbst schon Drogen und Alkohol, oder sie sind schulisch oder persönlich auf Abwege geraten. Dort also erhielt sie den Auftrag, ein Programm zum Verhaltensmanagement mit den «schwersten Fällen» unter diesen schwierigen Schülerinnen und Schülern aufzubauen. «Sie erhielten schlimme Bewertungen. Damit sie für das Programm so eingestuft wurden, mussten sie schon seitenlange Register mit Einträgen wegen Prügeleien, Renitenz oder Respektlosigkeit haben.»

Aber das war noch nicht alles, womit sich die junge, energiegeladene Lehrerin auseinandersetzen musste. Die meisten ihrer

Schülerinnen und Schüler lagen in ihrer Lese- und Schreibfähigkeit mindestens vier Schuljahre hinter dem zurück, was sie eigentlich hätten können müssen, und fast 100 Prozent von ihnen hatten die Diagnose ADHS und nahmen deswegen Medikamente. Viele blieben dem Unterricht fern, und da die meisten ihrer Kinder mit großen Aufmerksamkeitsproblemen zu kämpfen hatten, war es kaum möglich, sie lange genug auf ihren Stühlen zu halten, um ihnen etwas beizubringen.

Allison wusste von früheren Schülerinnen und Schülern, wie viel Sport bei Verhaltens- und kognitiven Problemen bewirken konnte. Sie beschloss, dies mit ihren neuen Anvertrauten zu versuchen. «Am ersten Schultag schlug ich vor, Laufen zu gehen, um herauszufinden, ob wir an einigen ihrer irrationalen und widersetzlichen Verhaltensweisen arbeiten konnten ... Sie weigerten sich zu laufen, daher beschloss ich, mit ihnen einen Spaziergang zu machen. Aus einem 30-minütigen Spaziergang machten einige einen zweistündigen Streifzug, und zwei andere nutzten ihn als willkommene Gelegenheit, Drogen zu konsumieren. Danach wurde mir klar, dass ich sie in der Schule behalten und dort ihre Herzfrequenz in die Höhe treiben musste.»

Unbeirrt überredete Allison einen befreundeten Besitzer eines Fitnessstudios, die entscheidende Ausrüstung (die für ihr Projekt gespendet worden war) zu beschaffen. Schon bald war ihr Klassenraum vollgestopft mit acht Laufbändern, sechs Heimtrainern und zudem 14 Monitoren für die Herzfrequenz. Dies war der Wendepunkt. «Ich konnte das Potenzial der Schülerinnen und Schüler erkennen, und ich wusste, wenn ich ihre Herzfrequenz nur für mehr als 90 Sekunden erhöhen könnte, wären wir alle sehr viel glücklicher.»

Laut Allison war der Umstand, dass sie die Geräte auch selbst benutzte, ein wichtiger erster Schritt, um zögerliche Schülerinnen und Schüler zur Teilnahme an dem Programm zu ermutigen.

Außerdem konnten sie wählen, ob sie auf das Laufband oder den Heimtrainer gehen oder auf einem Stuhl sitzen und Mathe pauken wollten, und so war es kein Wunder, dass sie sich mit den gespendeten Herzfrequenzmonitoren verkabelten. «Ich erklärte ihnen, dass ich nur wollte, dass sie ihre Herzfrequenz auf 65 bis 70 Prozent ihres Maximums steigerten. Das war ein neues Konzept für sie, und allmählich begann es, ihnen Spaß zu machen.»

In den 45-minütigen Unterrichtsstunden ließ Allison ihre Schüler zunächst 20 Minuten lang laufen und ging dann zum Unterricht über. Das war unterm Strich ein Zugewinn an Unterrichtszeit, denn zuvor hatte sie stets die ersten 30 Minuten damit verbracht, die Klasse zu disziplinieren. Nun waren die Kinder auf den Beinen und in Bewegung, sie regulierten ihre Emotionen und aktivierten ihr Aufmerksamkeitssystem. Nach dem Verlassen der Geräte konnten sie still sitzen, Informationen aufnehmen und tatsächlich etwas lernen; zugleich hatten sie ein besseres Selbstgefühl. «Sie hörten auf zu rauchen, nahmen ab, und viele konnten ihre Medikamente niedriger dosieren oder sogar absetzen. Schülerinnen und Schüler sagten mir, wie viel besser sie sich fühlten. Sie kamen jeden Tag zur Schule, damit sie auf das Laufband konnten!»

Die Anwesenheitszeiten nahmen zu, und im zweiten Halbjahr gab es keine Suspendierungen mehr. Auch die Prüfungsergebnisse gingen durch die Decke. «Ihr Lesevermögen, Sichtwortschatz und Leseverständnis hatten sich innerhalb von vier Monaten durchschnittlich um vier Noten verbessert!», wie Allison voller Stolz berichtet. «Diese Schülerinnen und Schüler wurden selbst die größten Fürsprecher und Fürsprecherinnen für das Programm, indem sie bei Gleichaltrigen und ihren Familien mit ihren Erfolgen prahlten.»

Nun, nicht in jedem Klassenzimmer kann man Laufbänder und Heimtrainer aufstellen, doch der Erfolg dieser Methode spricht sich herum, und viele Schulen, Lehrerinnen und Lehrer erkennen den Nutzen von *Brain Breaks*, von Pausen für das Gehirn, oder sie gestatten es den Kindern, von ihren Plätzen aufzustehen und ein bisschen herumzuhüpfen.

Auszeit mal anders

Eine andere vermehrt im Unterricht eingesetzte Neuheit ist eine Variante der traditionellen «Auszeit» (*Time-out*). Bei einer «Auszeit» soll sich der Schüler oder die Schülerin still beschäftigen oder vor dem Direktorenzimmer sitzen (oder zu Hause in seinem oder ihrem Zimmer). Bei der «Inzeit» (*Time-in*) dagegen wird dem Kind körperliche Aktivität verordnet. Diese kann einfach in ein paar Minuten auf dem Heimtrainer bestehen, um die emotionale Regulierung wiederherzustellen; manche Grundschulen lassen die Kinder auch auf einem kleinen Trampolin springen, bis sie sich beruhigt haben. Andere schicken die Kinder treppauf und treppab – oder auf einen Botengang ans andere Ende des Schulgebäudes.

Eine Bostoner Schule, die an das Jugendstrafsystem (wo die meisten Jugendlichen ADHS haben) angeschlossen ist, hat sich die Botschaft besonders zu Herzen genommen. Inspiriert durch Dr. Rateys Buch *Spark: The Revolutionary New Science of Exercise and the Brain* (deutsch *Superfaktor Bewegung*, erschienen 2009) richtete sie einen «Ratey-Raum» ein, der ein Dance-Dance-Revolution-Spielgerät, ein Mini-Trampolin und noch einige weitere Bewegungsgeräte enthält. Wenn Schüler oder Schülerinnen Schwierigkeiten machen, werden sie in den Ratey-Raum geschickt. Während sie ins Schwitzen geraten, bekommen sie ihre Emotionen in den Griff, und ihr Gehirn schaltet sich ein, sodass sie sich regulieren und wieder lernen können. Man könnte annehmen, dass sich die Jugendlichen mit Absicht danebenbenehmen, um in diesen unterhaltsamen Raum geschickt zu werden, doch tatsächlich möchten sie (wie alle Kinder und Jugendlichen) bei ihren Klassenkameraden im Raum bleiben. Sie sind nicht erpicht darauf, in den Ratey-Raum geschickt zu werden, aber sie profitieren sehr davon.

Auch auf der anderen Seite des Globus erfolgen solche Innovationen. In Japan ist Tatsuo Okada, der seinen Doktor an der University of California in Los Angeles (UCLA) machte, führend im Einsatz von Bewegung und Spiel bei der Behandlung von Menschen mit ADHS und ähnlichen Problemen. Körperliche Aktivität hatte ihm, der selbst von ADHS betroffen ist, geholfen; er kannte auch Dr. Rateys oben genanntes Buch, und so eröffnete er 2013 ein «Spark Center» in Tokio, um Kinder nach der Schule in Bewegung zu bringen. Getragen von dankbaren Eltern und der Anerkennung der positiven Ergebnisse durch die japanische Regierung, betreibt Okada inzwischen 18 solcher Einrichtungen in ganz Japan, und er will noch weiter expandieren.

Wenn man eines dieser hell beleuchteten Zentren besucht, sieht man Kinder umherlaufen, lachen und kreischen. Auf den ersten Blick sieht alles ganz unkoordiniert aus. Bei näherer Betrachtung aber erkennt man sehr engagierte erwachsene Trainerinnen und Trainer, die die Kinder spielerisch jagen oder dazu ermutigen, verschiedene Hindernisparcours oder Aufgaben zu bewältigen, bei denen sie konzentriert bei der Sache bleiben *müssen.* Die Kinder nutzen aktiv ihr Aufmerksamkeitssystem, dessen Funktion durch die erhöhte Herzfrequenz zusätzlich unterstützt wird. «Das Programm ist noch deutlich effektiver, wenn es das Interesse und die Neugier des Kindes stimuliert», so Okada. «Wir sorgen dafür, dass die Aufmerksamkeit des Kindes geweckt wird, fördern das Interesse und sinnvolle Bewegung ... Es ist interessant zu beobachten, wie die sensorischen und emotionalen Probleme eines Kindes praktisch verschwinden, wenn es auf Bewegung und Spiel fokussiert ist.»

All diese Bewegungsstrategien lassen sich natürlich auch zu Hause umsetzen. Statt Ihr Kind mit einer Auszeit in seinem Zimmer oder erzwungenem Stillsitzen zu bestrafen, sollten Sie es die Treppe hinauf und hinunter oder eine Runde um den Block schicken, auf einem Trampolin hüpfen oder nach Musik tanzen lassen. Ein von Okada verwendetes Spiel lässt sich ganz leicht zu Hause nachmachen: Kleben Sie Ziffern in zufälliger Anordnung an die Wände eines Zimmers oder draußen an Baumstämme. Rufen Sie die Zahlen auf; die Kinder sollen dann versuchen, diese möglichst schnell zu berühren. Das steigert ihre Herzfrequenz, was wiederum das Task Positive Network (TPN) anregt; dabei werden die Verbindungen zwischen dem Default Mode Network (DMN) und dem TPN gestärkt.

Eine Frage des Gleichgewichts

Wie Dr. Hallowells Erfahrung mit Samuel (siehe Kapitel 3) zeigt, kann Gleichgewichts- und Koordinationstraining bei Kindern mit ADHS große Veränderungen bewirken. Seine «Verordnung» von Herausforderungen wie Balancieren auf einem Bein bei geschlossenen Augen bzw. auf einem Wackelbrett oder auch Jonglieren für den Jungen mag beim ersten Lesen merkwürdig angemutet haben, doch wissenschaftliche Erkenntnisse belegen klar, wie hilfreich die Stärkung von Gleichgewicht und Koordination bei Menschen mit Aufmerksamkeitsproblemen ist. Und man kann damit gar nicht früh genug anfangen. Eine neuere Studie untersuchte zwei Gruppen aufgrund ausgeprägter ADHS-Symptome stark gefährdeter Vorschulkinder; eine Gruppe erhielt ein fundiertes Gleichgewichtstraining. Zwar war die Zahl der Probanden (insgesamt nur 15 Kinder) klein, doch zeigte sich eine signifikante Verbesserung der Aufmerksamkeit und Selbstkontrolle bei jenen, die am gezielten Gleichgewichtstraining teilnahmen, gegenüber den anderen Testpersonen.

Eine exzellente Verbindung von Gleichgewicht und Koordination in Kombination mit Konzentration und Disziplin bieten Kampfsportarten. Bei einer Konferenz für Lehrkräfte an Schulen mit den «schwierigsten» Kindern der USA lernte Dr. Ratey 1990 Lehrerinnen und Lehrer sowie Beraterinnen und Berater aus Einrichtungen kennen, die heute oft mit dem Begriff «Wildnistherapie» belegt werden. Es sind Orte, an die Kinder mit Verhaltensstörungen und extremem Trotzverhalten geschickt werden, um wieder ins Lot zu kommen. Zu seiner großen Überraschung (wie gesagt, man schrieb das Jahr 1990) erfuhr er, dass viele dieser Programme bevorzugt täglichen Unterricht in Taekwondo oder Karate anboten. Es mag zunächst riskant erscheinen, Kindern mit ausgeprägten Verhaltensproblemen Bewegungsabläufe beizubringen, mit denen sie andere ernsthaft verletzen könnten. Die Berater und Beraterinnen erklärten jedoch, dass sie sehr strikte Vorschriften und exzellente Trainer und Trainerinnen hätten, die verlangten, dass die Kinder die Schläge, Tritte und Kniestöße präzise ausführen konnten, bevor sie zur nächsten Ebene fortschritten. Dieses Work-out erforderte Konzentration von den Kindern, Körperbeherrschung und die Kontrolle ihrer Emotionen. In Kombination mit der Körperlichkeit des Kampfsports schienen die Trainingseinheiten auch die neuronalen Netzwerke der Kinder zu stärken. Das Ergebnis: Sie zeigten weniger störendes und gefährliches Verhalten, erzielten bessere Noten und fühlten sich einfach wohler in ihrer Haut. Diese frühen Ergebnisse passen zu dem, was wir heute aus anderen Studien zu Kampfsportarten in der Behandlung von ADHS wissen: Diese bewirken eine echte und bleibende Verbesserung, ob bei Kindern oder Erwachsenen. Natürlich ist es wichtig, die richtige Trainerin oder den richtigen Trainer zu finden, doch zum Glück wissen auch diejenigen, die selbst Kampfsport unterrichten, manchmal um dessen gute Wirkung bei ADHS. Eventuell gibt es ja sogar eine Trainerin in Ihrer Nähe, die damit Erfahrung hat.

Yoga und Meditation

Wer sich schon einmal an Yoga versucht hat, weiß, dass man jedes Mal, wenn man die Baum- oder Kriegerpose einnimmt, die eigene Balance und Konzentration stärkt. Yoga verlangt die Wahrnehmung von Körper und Atmung sowie kleinste, spezifische Anpassungen, um die Positionen korrekt einzunehmen. Je nachdem, welche Art von Yoga Sie praktizieren, können Sie damit auch Ihre Herzfrequenz steigern, was die Konzentrations- und Lernfähigkeit noch mehr fördert.

Eine neuere Studie aus Taiwan untersuchte die Wirkung von Yoga bei 49 Zehnjährigen. Etwa die Hälfte der Kinder praktizierte acht Wochen lang zweimal die Woche Yoga, die andere Hälfte – die Kontrollgruppe – tat dies nicht. Beide Gruppen mussten vor und nach der achtwöchigen Laufzeit spezifische Aufmerksamkeitstests absolvieren. Einer davon, der Determinationstest, misst die Reaktionszeit, Aufmerksamkeitsdefizite und reaktive Stresstoleranz der Testperson mittels einer raschen Abfolge von akustischen und optischen Stimuli. Der andere, auch Visual Pursuit Test oder Linienverfolgungstest genannt, misst die Wahrnehmung und selektive Aufmerksamkeit durch Aufgaben, die das Verfolgen von Linien beinhalten. In beiden Tests waren signifikante Verbesserungen sowohl hinsichtlich der Trefferquote als auch der Reaktionszeit bei den Kindern zu beobachten, die Yoga praktiziert hatten, nicht aber bei der anderen Gruppe.

Meditation bringt uns zwar eindeutig weniger aus der Puste als Yoga, zeigt aber ebenfalls starke Resultate, besonders im Ringen mit dem lästigen Default Mode Network (DMN) in unserem Gehirn. Wir erinnern uns: Dies ist der Teil des Gehirns, mit dem wir uns in endlosen Grübeleien verlieren können oder der unsere Gedanken auf rastlose Wanderschaft schickt. In der Meditationsszene wird dieser sprunghafte Geist sehr anschaulich als *Monkey Mind* bezeichnet. Wie eine neuere Studie der Yale University ergab, senkt Achtsamkeitsmeditation spürbar die Aktivität im DMN, wenn es sich auf schädliche Weise «verhakt» hat.

Mit regelmäßigem Meditationstraining können Sie tatsächlich die Struktur Ihres Gehirns verändern. Eine Harvard-Studie von 2011 ermittelte, dass schon acht Wochen Achtsamkeitsarbeit zur Stressreduktion eine Verdickung der Hirnrinde im Hippocampus bewirkte. Dieses Areal ist entscheidend für Lernvorgänge, Gedächtnis und emotionale Regulation, allesamt wichtig für all jene von uns, die VAST-Merkmale zeigen.

Bei der Meditation wird besonders auf die Atmung geachtet. Das Sich-bewusst-Machen der Atmung durch Zählen der Atemzüge oder andere Techniken erfordert gezielte Aufmerksamkeit, was wiederum die Verknüpfungen mit dem Task Positive Network (TPN) stärkt. Wenn Ihre Gedanken abzuschweifen beginnen, sollen Sie sich bewusst immer wieder auf Ihre Atmung fokussieren, bis Ihr Geist ruhiger wird. Es gibt verschiedene Apps, die dabei hilfreich sind.

Wir empfehlen auch die sogenannte Ha-Atmung – sie ist einfach, erfordert aber einige Konzentration. Atmen Sie zunächst durch die Nase ein und zählen Sie dabei bis drei oder vier. Atmen Sie dann mit einem sanften «haaa»-Laut, bis sechs oder acht zählend, durch den Mund aus. Das Verhältnis Einatmung/Ausatmung ist dabei stets 1:2. Eine solche Atemtechnik als Einstieg in die Meditation kann die unerwünschten Grübeleien unterbrechen und eine augenblickliche Wachsamkeit und Aufmerksamkeit herbeiführen.

Motivation

Manche Menschen legen sich jeden Abend ihre Sportsachen zurecht, um sich so für den Frühsport am nächsten Tag zu motivieren. Andere versprechen sich selbst eine Belohnung – eine Art Karotte an der Angel, die sie bis zu ihrem Trainingsziel durchhalten lässt. Doch es gibt noch einen weiteren Weg, der uns nachweislich motiviert dabeizubleiben: Es gelingt, indem wir uns vorstellen oder daran erinnern, wie gut wir uns hinterher fühlen.

Eine unlängst von Dr. Michelle Segar an der University of Michigan durchgeführte Studie ergab, dass die beste langfristige (also länger als ein Jahr wirksame) Motivation für Sport die Reduktion von Stress und ein Gefühl des Wohlbefindens sind. Es sind also keine externen Ziele (wie Gewichtsabnahme oder der Kauf von etwas, auf das Sie schon lange ein Auge geworfen haben), die wirklich funktionieren, nein: Am motivierendsten fürs Weitermachen ist es, wenn Sie sich daran erinnern, wie gut Sie sich nach dem Training fühlen.

Eine unserer Lieblingsgeschichten zu Sport, Konzentration und Motivation handelt von einem Mädchen, das wir Lucy nennen wollen. Lucy war sehr klug, aber da sie ADHS hat, fiel Mathematik ihr schwer. Sie fühlte sich schnell frustriert – Brüche, Dezimalzahlen und Malnehmen fielen ihr einfach nicht so leicht wie andere Dinge. Ihr fehlte die Geduld, sich hinzusetzen und die Probleme anzugehen; sie konnte sich gedanklich einfach nicht darauf konzentrieren. Darum geriet sie oft in Wut, wenn sie sich an die Mathe-Hausaufgaben machte.

Dr. Ratey riet Lucy, fünf Minuten schwungvoll Seil zu springen, bevor sie mit den Hausaufgaben begann. Und es wirkte! Das Mädchen fühlte sich sicherer, und mit angeregtem Gehirn empfand es die Mathe-Aufgaben nicht mehr als solch große Herausforderung. Getragen von diesem Erfolg, behielt Lucy diese Praxis sowohl auf dem College als auch in der Ausbildung als Krankenpflegerin bei. Wenn sie sich von Organischer Chemie, Physik oder Anatomie überfordert oder frustriert fühlte, sprang sie Seil, was zu ihrem «konditionierten Motivator» geworden war. Sie wusste, dass sie damit ihren Stress augenblicklich reduzieren und ihr Gehirn wieder in die Spur bringen konnte.

Legen Sie los!

Es gibt keine feste Formel für die richtige Dosis Sport oder die optimale Herzfrequenz bei ADHS oder VAST, dafür gibt es zu viele Variablen. Wir empfehlen Ihnen daher täglich mindestens 20 Minuten körperliche Aktivität, gleich welcher Art. Gestalten Sie diese angenehm und unterhaltsam, sodass Sie sie gern wiederholen. Und variieren Sie Ihre Bewegungseinheiten im Laufe der Woche; unterschiedliche Aktivitäten stimulieren unterschiedliche Bereiche des Gehirns. Für uns ADHS-Betroffene ist Abwechslung auch noch aus anderen Gründen wichtig, denn Langeweile ist unser Erzfeind. Wir empfehlen eine gemischte Auswahl aus folgender Liste:

- Aerobe Bewegung, die Ihre Herzfrequenz bis auf 70 Prozent des Maximums erhöht, für mindestens 20 Minuten
- Gleichgewichtstraining, um das Kleinhirn und auch die tiefe Haltemuskulatur zu trainieren. Yoga, ein Balanceball oder Wackelbrett sind hier geeignet.
- Konzentriertes Fitnesstraining, das Sie bei der Sache hält und dabei Ihre Herzfrequenz in die Höhe treibt. Hier bieten sich Zumba und andere Tanzformen, Sportarten mit Schläger oder in der Mannschaft sowie Kampfsportarten an.
- Für die Gesundheit und Gesamtfitness ist außerdem Kraft-

training exzellent; es lässt sich leicht in die genannten Aktivitäten einbauen.

- Zusätzliche Wirksamkeit erzielen Sie, wenn Sie, wann immer möglich, Ihren Aktivitäten draußen nachgehen.

Bei allen Bewegungsarten ist es zudem hilfreich, jemand anderem davon zu berichten oder regelmäßig gemeinsam mit einer anderen Person aktiv zu sein. Ein Spaziergang nach dem Abendessen mit der Partnerin, einem Freund oder aber mit Ihrem betroffenen Kind bietet zusätzlich gemeinsame Beziehungszeit. Und natürlich macht das Fitwerden gemeinsam einfach mehr Spaß!

KAPITEL 8

Medikamente: Die große Hilfe, die alle fürchten

Die häufigste Frage, die Patienten und Patientinnen (oder ihre Eltern) uns stellen, lautet: «Glauben Sie an Ritalin?» Wir verstehen durchaus, dass die Menschen wissen möchten, ob wir zu jenen Ärzten gehören, die gegen ADHS nur Medikamente verschreiben; andererseits sind wir oft versucht, die Frage wörtlich zu nehmen und zu antworten: «Ritalin ist keine Glaubensfrage!» Und es ist auch nicht, wie viele behaupten, ein Handlanger des Bösen, also der großen Pharmakonzerne.[7] Leider sind die bei ADHS verschriebenen Medikamente heute äußerst umstritten, wobei die Vernunft manchmal auf der Strecke bleibt. Wir möchten versuchen, wieder Sachlichkeit in die Debatte zu bringen.

Ein wertvolles Hilfsmittel

Langfristig kommt es vor allem darauf an, Fertigkeiten zu entwickeln, die richtige Schule oder Arbeitsstelle, die richtigen Lehrer, Mentorinnen und den richtigen Partner oder die richtige Partnerin zu finden sowie sein Leben so zu führen, dass es reich an positiven anderen Beziehungen zu Menschen, Aktivitäten und Sinnhaftigkeit ist. Kurzfristig aber kann uns nichts so sehr helfen wie Medikamente. Solange sie in angemessener Form verordnet und eingenommen werden, bieten sie sogar die bei Weitem schnellste (manchmal innerhalb einer Stunde nach Einnahme) und effek-

7 Keiner von uns wird finanziell von Pharmaunternehmen unterstützt.

tivste Hilfe aller Behandlungsformen; sie sind ein sehr wertvolles Hilfsmittel in unserem therapeutischen Werkzeugkasten.

Die Entscheidung, ob man Medikamente verordnet (als Ärztin bzw. Arzt) oder einnimmt (als Patientin bzw. Patient), sollte auf empirisch-wissenschaftlicher Basis erfolgen, nicht nach Glauben oder Internetrecherche oder Bauchgefühl. Natürlich sollte Ihre Entscheidung darauf basieren, was Sie sich erhoffen, aber ebenso auf klaren Belegen, die für Sie erkennbar sind. Wenn einer von uns ein Medikament verordnet, um einer Patientin oder einem Patienten mit ADHS zu helfen, tun wir das deshalb auf wissenschaftlicher Basis; wir fällen die Entscheidung anhand unserer Lektüre von sorgfältig durchgeführten, randomisierten, kontrollierten Studien und in der Gewissheit, dass die Wirksamkeit des Medikaments außer Zweifel steht. Eine große, 2018 von Dr. Samuele Cortese von der britischen University of Southampton durchgeführte Metaanalyse wertete 133 randomisierte Studien zum Thema Medikamentenwirkung bei ADHS aus. Die Resultate deuteten darauf hin, dass eine Medikation bei ADHS wirksam ist, wenn auch natürlich nicht in 100 Prozent der Fälle (kein Medikament ist zu 100 Prozent wirksam), aber durchschnittlich doch bei 70 bis 80 Prozent.

Menschen, die sich abfällig über den Einsatz von Medikamenten äußern oder jene herabsetzen, die diese verordnen, haben offensichtlich nie die elenden Leidensgeschichten von Menschen aller Altersstufen vernommen, die wir jeden Tag zu hören bekommen, entweder im persönlichen Gespräch oder aber von Betroffenen aus aller Welt, die uns schreiben. Sie haben auch keine Mutter und keinen erstmals behandelten Erwachsenen gesehen, die vor Freude weinen, weil die Medikamente schon nach wenigen Tagen so unglaublich geholfen und Jahre des unnötigen Leids beendet haben. Es ist schlichtweg ignorant, den Einsatz eines Mittels zu verurteilen, das nicht nur Leiden verringern, sondern es sogar in Erfolg, Gesundheit und Freude umwandeln kann – und es ist grausam gegenüber jenen Menschen, die solches Gerede davon abhält, es überhaupt einmal mit Medikamenten zu versuchen.

Manchen mag es erstaunen, dass gerade jene, die vor ADHS-Medikamenten warnen (oder sich nicht trauen, diese zu nehmen), sich mit einem Stimulans wie Koffein (mit dem täglichen Kaffee oder auch in Gestalt der zahlreichen Energydrinks, die angeboten werden) unwissentlich bereits selbst «medikamentös» behandeln. Auch etliche weitere «weiche», frei verkäufliche Mittel (Ginkgo-biloba-Präparate etwa sind beliebte «Lernhelfer») kommen bei Jugendlichen und Erwachsenen zum Einsatz, um die Stimmung, Wachheit und Kognition zu fördern. Anders als verschreibungspflichtige Stimulanzien unterliegen diese frei verkäuflichen Produkte keiner so umfangreichen Kontrolle; sie können verschiedene Nebenwirkungen haben, und positive Effekte sind oft nicht von Dauer.

Der richtige Zeitpunkt

Auch wenn versichert wird, dass es wirksam und sicher ist – die Entscheidung, ab wann man einem Kind ein Medikament gibt oder es selbst einnimmt, ist schwierig, ja oft quälend und kann die gesamte Familie belasten. Was uns zu einer anderen häufig gestellten Frage führt: «Könnten wir nicht erst einmal eine Behandlung ohne Medikamente beginnen und es dann mit Medikamenten probieren, wenn die nicht funktioniert?» Mit anderen Worten: Wann ist der richtige Zeitpunkt, eine medikamentöse Behandlung zu versuchen?

Wie Sie aus unseren Ausführungen zum Thema Stimulation des Kleinhirns (Cerebellum) in Kapitel 3 wissen, erkennen wir den besonderen Nutzen einer nicht medikamentösen Behandlung klar an, selbst wenn deren Ergebnisse nicht ganz so unmittelbar erkennbar oder spürbar sind. Rein pharmakologisch gesehen aber erscheint diese Strategie so, als würde man sagen, «versuchen wir erst einmal ein Jahr lang, die Augen zusammenzukneifen, bevor wir eine Brille ausprobieren».

Trotzdem: Wir sind absolut dafür, dass nur jemand, der es wirklich will, ein Medikament einnimmt oder seinem bzw. ihrem Kind gibt. Nebenbei bemerkt, wirkt jedes Arzneimittel besser, wenn Sie es auch einnehmen *wollen* – eine Folge des Placebo-Effekts, jenes wissenschaftlich nachgewiesenen Phänomens, das auf die Fähigkeit unseres Geistes zurückgeht, die Wirkung *jeder* Intervention zu fördern, von Medikation und operativen Eingriffen über Akupunktur, Sport oder Kontaktlinsen bis hin zu Ihrer nächsten Mahlzeit.

Bevor Sie den Placebo-Effekt (oder seinen möglichen Einfluss auf Ihre Entscheidung hinsichtlich einer ADHS-Medikation) abtun, überlegen Sie doch einmal, wie viel besser Sie bei einer Arbeit oder auch einem Vorstellungsgespräch abschneiden, wenn Sie die Stelle wirklich haben wollen; denken Sie daran, wie viel besser Sie sich um jemanden oder etwas kümmern – einen Hund, ein Auto, ein Boot, ein Haus –, wenn Sie ihn oder es wirklich haben wollten; machen Sie sich klar, wie viel besser Ihnen eine Mahlzeit schmeckt, wenn Sie sich darauf gefreut haben, das Restaurant auszuprobieren, in dem Sie sie essen, oder wie viel besser Ihnen der Film gefällt, wenn Sie ihn selbst ausgesucht haben, oder wie viel lieber Ihnen ein Politiker ist, wenn Sie ihn selbst gewählt haben, oder Ihre Chefin, wenn diese Sie eingestellt hat (oder Ihr Mitarbeiter oder Ihre Mitarbeiterin, wenn Sie ihn oder sie eingestellt haben!).

Nicht, dass wir auf dem Offensichtlichen herumreiten wollen, doch diesen Aspekt lassen die meisten Menschen außer Acht. Dies ist wirklich ein Grundprinzip jedes glücklichen, erfolgreichen Lebens. Wir sind in allem besser, wenn wir es mit Aktivitäten und Menschen zu tun haben, mit denen wir auch zu tun haben wollen. Und wir sind in allem sehr (sehr!) viel schlechter, wenn wir zu etwas gezwungen oder genötigt werden. Die beste Medizin wird nicht so gut wirken, wie sie könnte, wenn Sie sie nicht einnehmen wollen – es ist, als würde man aus den falschen Gründen das Richtige tun. Nehmen Sie sich also so viel Zeit, wie Sie brauchen, damit Sie oder Ihr Kind sich mit dem Gedanken anfreunden können und mit der Medikation auch wirklich beginnen möchten.

Risiko und Nutzen gegeneinander abwägen

Nach einem Vortrag, den Dr. Ratey zum Thema ADHS in Kalifornien gehalten hatte, wandte sich ein Mann – nennen wir ihn Dan – an ihn. Dan berichtete, dass sein neunjähriger Enkel Steven gerade die Diagnose ADHS erhalten habe. Steven hatte zu Hause immer wieder Wutausbrüche gezeigt; offensichtlich konnte er beim Abendessen einfach nicht still am Tisch sitzen, und seine Hausaufgaben konnte er abends auch nicht erledigen. In der Schule brachte er schlechte Leistungen; er war bereits ein Jahr zurückgestuft worden und bei seinen Klassenkameradinnen und -kameraden unbeliebt. Dan schien auf die klinische Diagnose zu vertrauen, doch er war auch besorgt darüber, dass Stevens Eltern dem Jungen offenbar keine Grenzen setzten. Überdies weigerten sie sich, der ärztlichen Empfehlung zu folgen und Steven Medikamente zu geben. Sie fürchteten, dass diese ihrem Kind irgendwie schaden und den Jungen zudem noch weiter als «gestört» stigmatisieren könnten. *Was*, so Dans Frage, *soll ich ihnen raten?*

Ein paar Dinge waren bei dieser ansonsten leider nicht ungewöhnlichen Geschichte doch besonders. Zunächst einmal bestätigte Dr. Ratey Dan, dass es für einen Neunjährigen von grundlegender Bedeutung ist, ihm Grenzen zu setzen und Kontrolle auszuüben. Ein Erwachsener kann leichter Mechanismen entwickeln, um mit Situationen zurechtzukommen (*Coping*) und sich zu organisieren, und er kann seine Probleme eher erkennen und darüber mit einer Therapeutin oder einem Therapeuten sprechen. Ein Kind mit ADHS muss mithilfe der Eltern Grenzen kennenlernen. Dr. Ratey erklärte zudem, dass es angesichts von Stevens Symptomen und Verhaltensweisen umso wichtiger für den Jungen war, draußen zu spielen und Sport zu betreiben. Auch gute Routinen rund um Schlafen, Essen und hinsichtlich Bildschirmzeiten seien essenziell für das Kind.

Zu der grundlegenden Frage der Medikation machte Dr. Ratey den Vorschlag, die Eltern zu einer reellen Risiko-Nutzen-Analyse anzuregen. Ob in einem lockeren Gespräch oder in Gestalt einer förmlichen Pro-und-Kontra-Liste – sie sollten gründlich abwägen, wie stark ADHS Stevens Leben in der Schule, im Sozialleben und emotional beeinträchtigte. Bestand das Risiko, dass Steven sich selbst allmählich als Versager sah? Oder tat er das bereits? Beeinträchtigte seine Unfähigkeit, sich zu bremsen, seine Sozialisation und seine Bemühungen, Freunde zu finden? Sahen sie andere Wege, um den Abwärtstrend in seiner Schulkarriere umzukehren, und zwar schleunigst?

Wenn Sie selbst eine Risiko-Nutzen-Analyse machen, empfehlen wir Ihnen die Beantwortung von drei wichtigen Fragen:

1. Sind mir, abgesehen von dem, was meine Ärztin oder mein Arzt mir gesagt hat, alle seriösen Informationen über diese Störung bekannt?
2. Habe ich bereits alle nicht medikamentösen Maßnahmen (wie Kontakte knüpfen, Struktur in meinen Alltag bringen, Sport treiben, gut und ausreichend schlafen, gute Ernäh-

rung, Meditieren und andere förderliche Routinen) ausgeschöpft?
3. Wie stark beeinträchtigt die Störung mein Leben oder das einer mir lieben Person?

Verschiedene Optionen

Wenn die Antworten auf diese Fragen Sie davon überzeugen, dass Sie es selbst oder bei Ihrem Kind mit Medikamenten versuchen möchten, müssen Sie wissen, unter welchen Möglichkeiten Sie gemeinsam mit der behandelnden Ärztin wählen können. Als wir anfingen, uns mit diesem Gebiet zu beschäftigen, gab es nur wenige Optionen. Heute sind es viele: Stimulanzien, Nicht-Stimulanzien und die «Sonderfälle», darunter einige Versionen der bereits genannten mit verlängerter Wirkungsdauer. Komplizierter wird die Situation dadurch, dass längst nicht alle Präparate in jedem Land zugelassen sind und manche nur Kindern verschrieben werden dürfen, andere hingegen ausschließlich Erwachsenen. Zudem verabreichen Ärzte und Ärztinnen manchmal Medikamente, die eigentlich nicht gegen ADHS gedacht sind, sondern gegen andere Symptome wie Depressionen, bipolare Störungen oder Tics. In diesem Kapitel versuchen wir, Ihnen einen Überblick zu verschaffen.

Bei der Medikation von ADHS darf man nicht vergessen, dass es hier nicht die eine Methode gibt, die allen hilft. Paul H. Wender, ehemaliger Professor an der University of Utah Medical School und für uns quasi der Vater der biologischen Psychiatrie, fand dafür diese kluge Formulierung: «Manche Medikamente helfen manchen Menschen, in manchen Dosierungen, manchmal.»

Entscheidend ist es, geduldig zu bleiben, bis gemeinsam mit dem Arzt oder der Ärztin ein Präparat gefunden wurde, das wirkt.

Das kann viele Versuche mit vielen Medikamenten bedeuten und auch eine Kombination verschiedener Arzneien zu unterschiedlichen Zeitpunkten, so wie wir es mit unseren Patientinnen und Patienten machen. Achten Sie genau auf jegliche Nebenwirkungen, die Dauer und Spitze der Wirksamkeit sowie alle Veränderungen hinsichtlich der Wirkung, ob positiv oder negativ. Je mehr der Arzt oder die Ärztin wissen, desto leichter ist es, einen effektiven Behandlungsplan auf Sie zuzuschneiden.

Stimulanzien

Stimulanzien sind bei ADHS das Mittel der Wahl. Sie sind erfahrungsgemäß am wirksamsten und haben dabei die geringsten Nebenwirkungen; die oben erwähnte 70- bis 80-prozentige therapeutische Wirksamkeit geht größtenteils auf den Einsatz und die Erforschung dieser Wirkstoffkategorie zurück. Wie bei vielen verschreibungspflichtigen Medikamenten bestehen auch hier gewisse Bedenken (teilweise zu Recht) hinsichtlich der Gefahr einer Abhängigkeit und/oder des Missbrauchs, doch ist dieser Fall eher selten. Auf diese Bedenken werden wir unten kurz eingehen.

Stimulanzien lassen sich in zwei Hauptgruppen einteilen: jene vom Methylphenidat-Typ (mit Präparatenamen wie Ritalin, Equasym, Medikinet, Concerta und anderen) und jene vom Amphetamin-Typ (Attentin mit dem Wirkstoff Dexamfetamin oder Elvanse mit Lisdexamfetamin als sogenanntes Prodrug, aus dem der Körper selbst die aktive Substanz Dexamfetamin herstellt).

Es mag erstaunen, dass eine als Stimulans klassifizierte Substanz einem Gehirn verabreicht wird, das bereits im Turbogang zu laufen scheint, doch dabei wird einkalkuliert, dass Stimulanzien den Spiegel an Dopamin und Noradrenalin erhöhen – zwei Neurotransmitter, die im ADHS-Gehirn aus dem Lot geraten sind. Man könnte sagen, dass Stimulanzien die «Bremsen» des Gehirns stimulieren und den Betroffenen somit zu mehr Kontrolle verhelfen.

Ein Anstieg der Dopaminmenge hilft Ihren Neuronen dabei, Informationen «sauberer» untereinander weiterzuleiten. Er verringert das Rauschen, lässt das Dauergeplapper verstummen und stellt das Gehirn sozusagen auf den richtigen Kanal ein. Wenn die Signale nicht klar sind, verfällt man leicht in Verwirrung und Ängstlichkeit.

Dopamin fördert auch unsere Motivation. Der Psychologe Andrew Westbrook und Kollegen von der Brown University kamen 2020 in einer Studie zu einem Ergebnis, das auch viele Betroffene beschreiben, während sie ein Methylphenidat-Präparat einnehmen: eine Vergrößerung der verfügbaren Dopaminmenge im Nucleus caudatus (einer in der Tiefe des Gehirns gelegenen Region, die an der Motivation beteiligt ist) und somit als praktische, in der Studie festgestellte Auswirkung den Wunsch, eine schwierige Aufgabe anzugehen. Diejenigen Studienteilnehmer, die kein Methylphenidat einnahmen, baten um eine leichtere Aufgabe.

Auch mit nicht medikamentösen Methoden lässt sich der Dopaminspiegel steigern, darunter gesunde, kreative Tätigkeiten, etwa Sport, eine Verbindung zu anderen oder zu einem höheren Ziel, und ungesunde, wie das Sich-Vollstopfen mit Kohlenhydraten, Konsum von Drogen wie Alkohol, Kokain, Marihuana oder Psychopharmaka sowie Suchthandlungen wie Spielen, Kaufen, Sex oder auch Arbeiten. Versucht man, sich sein Dopamin auf dem falschen Weg zu verschaffen, kann das zu allerlei Abhängigkeiten führen, doch wählt man eine gesunde Methode, winken Erfolg und mehr Freude am Leben.

Durch eine Erhöhung des Noradrenalinspiegels steigern wir die Erregung (*Arousal*), was uns wacher macht. So können wir die Informationen aus der Umwelt besser aufnehmen, kurzum:

Unsere Sinne sind geschärfter. Wir können Situationen besser einschätzen, und unser audiovisuelles Verständnis ist besser.

Sowohl Dopamin als auch Noradrenalin stimulieren unsere exekutiven Funktionen, die vom präfrontalen Cortex (dem «obersten Entscheidungsträger» des Gehirns) kontrolliert werden. Dort findet die Planung statt, wird Wichtiges sortiert und in eine Rangfolge gebracht, das Gedächtnis unterstützt und Konsequenzen ausgewertet. Die exekutiven Funktionen helfen uns dabei, die Bremsen anzusetzen, indem wir unangemessene Reaktionen oder impulsive Handlungen unterbrechen und uns nicht immer neuen internen oder externen Stimulationen hingeben.

Die beiden Stimulanzientypen unterscheiden sich wie folgt: Arzneien vom Methylphenidat-Typ erhöhen den Dopamin-Spiegel etwas stärker als den Noradrenalin-Spiegel. Bei Arzneien vom Amphetamin-Typ verhält es sich umgekehrt; sie haben eine etwas stärkere Wirkung auf Noradrenalin als auf Dopamin.

Forschungen ergaben zudem, dass die Wirksamkeit dieser Präparateklassen je nach Alter des Patienten oder der Patientin leicht unterschiedlich ist. Bei Kindern und Jugendlichen zeigten Methylphenidatpräparate eine etwas größere Wirksamkeit, bei Erwachsenen lagen Amphetaminpräparate leicht vorne. Praktisch alle getesteten Arzneimittel wurden etwas schlechter vertragen als Placebos, aber das war nicht anders zu erwarten.

Nicht-Stimulanzien

Trotz ihrer Bezeichnung wirken diese Substanzen wie Stimulanzien, denn auch sie lassen die Spiegel von Dopamin und Noradrenalin ansteigen; in der Praxis zeigen sich aber einige Unterschiede. Diese Wirkstoffe, wie Atomotexin, waren ursprünglich als Antidepressiva entwickelt worden, fanden aber bald ihre

Nische in der ADHS-Behandlung. Ihre Wirkungsdauer ist länger als die von Stimulanzien; sie können morgens oder abends eingenommen werden. Da sie kein Suchtpotenzial bergen, können sie für suchtgefährdete Personen eine gute Wahl sein. Auch für Betroffene, bei denen Stimulanzien unerwünschte Nebenwirkungen haben, können sie eine Alternative sein. Wenn sie wirken, was sie bei einem bestimmten Teil der ADHS-Betroffenen tun (welcher das ist, lässt sich im Vorfeld nicht sagen), kann ihre Wirkung wunderbar sein. Ihr Nachteil ist aber, dass sie in der klinischen Anwendung bei den meisten Menschen nicht so effektiv sind wie Stimulanzien. Zudem setzt ihre Wirkung langsamer ein, und es kann einige Wochen dauern, bis die maximale Wirksamkeit erreicht ist. Überdies gibt es auch bei ihnen einige häufige Nebenwirkungen, wie Schlafstörungen, Unruhe, Mundtrockenheit, Übelkeit, Kopfschmerzen und Verstopfung.

Die Sonderfälle

Einige Substanzen passen nicht so recht in die Kategorien Stimulanzien bzw. Nicht-Stimulanzien, daher bezeichnen wir sie als «Sonderfälle». Zu ihnen zählt Guanfacin, das in seiner retardierten Form (also mit lang anhaltender Wirkstofffreisetzung) auch in der EU zur Behandlung von ADHS zum Einsatz kommt. Ursprünglich wurde Guanfacin gegen Bluthochdruck eingesetzt und ist bei ADHS allein oder in Kombination mit Stimulanzien extrem hilfreich. Es dämpft vor allem die Unruhe, Aggression sowie emotionale Hypersensitivität und fördert zugleich die Konzentration und Aufmerksamkeit.

Einer der Gründe dafür, dass diese Wirkstoff-Sonderfälle an Bedeutung zunehmen, ist die vor einigen Jahren erstmals beschriebene *Rejection-Sensitive Dysphoria* (kurz RSD, «ablehnungsempfindliche Dysphorie»). Diese manifestiert sich als extremer emotionaler Schmerz, ausgelöst durch die (zutreffende oder irrtümliche) Wahrnehmung der Ablehnung durch andere, des Ausgelachtwerdens oder der Kritik durch Personen, die den Betroffenen wichtig sind. RSD kann auch durch das Gefühl des Versagens ausgelöst werden, etwa wenn man den eigenen hohen Ansprüchen oder den Erwartungen anderer nicht gerecht wird.

Diese Zurückweisungsempfindlichkeit ist oft ein Aspekt von ADHS. Wie schon in Kapitel 1 geschildert, neigen Menschen mit ADHS dazu, sich an den Kränkungen des normalen Lebens festzubeißen und diese überzubewerten. Eine Person mit RSD und ADHS ist oft hyperwachsam und versucht um jeden Preis, diese Gefühle zu minimieren. Das kann dazu führen, dass Hinweiszeichen von anderen fehlinterpretiert werden, oder Betroffene ziehen sich stark zurück, um sich den erwarteten Kränkungen gar nicht erst auszusetzen. RSD kann zudem zu aggressiven Ausbrüchen und Wutanfällen führen, weil die Person sich gegen vermeintliche Bedrohungen zur Wehr zu setzen versucht.

Der wunderbare Psychiater William Dodson ist wegbereitend darin, die Verbreitung dieser Störung zu erfassen; ihm zufolge bietet es den Patientinnen und Patienten bereits Trost, wenn sie wissen, dass es für dieses Empfinden einen Namen gibt. Ob bei isolierter RSD oder RSD als Begleiterscheinung von ADHS – die Erkenntnis, dass sie damit nicht allein dastehen, bedeutet den Betroffenen sehr viel. Indem sie die Störung benennen, können sie aktiv versuchen, sie zu bezwingen und die Abwärtsspirale in die Verzweiflung aufzuhalten. Bei stark von RSD betroffenen Personen kann etwa jeder dritten durch eine Kombination von Guanfacin und dem verwandten Clonidin Erleichterung verschafft werden. Die Wirkstoffe bergen kein Suchtrisiko, doch sie können den Blutdruck stark senken. Ein Absetzen der Medikamente muss zudem schleichend erfolgen, damit es nicht zu einem plötzlichen starken Anstieg von Blutdruck und Herzfrequenz kommt. Außerdem ist Clonidin hierzulande nicht für die Behandlung von ADHS zugelassen.

Seit mehr als 40 Jahren betätigen wir uns auf diesem Gebiet, und auch wenn es seither nicht gerade viele revolutionäre Neuerungen auf dem Feld der ADHS-Medikation gegeben hat, stellt doch das Konzept der Stimulanzien mit lang anhaltender Wirkung einen echten Wendepunkt dar. Unsere ADHS-Medikamente wirkten meist durchschnittlich vier Stunden lang. Heute aber verhelfen Präparate mit längerer Wirkung Patienten zu bis zu zwölf symptomfreien Stunden. Im Jahr 2006 ergab eine Studie, dass 40 bis 50 Prozent derjenigen, die kurz wirkende Medikamente erhielten, mit ihrer Behandlung zufrieden waren; bei jenen, die lang wirkende bekamen, waren es bis zu 70 Prozent. Überdies denken wir ADHS-Betroffene nicht gern daran zurück, wie wir mehrmals täglich Tabletten einnehmen mussten. Es liegt also auf der Hand, warum Präparate mit längerer Wirkdauer schnell zur Standardbehandlung wurden.

Eine Sonderstellung nimmt der relativ neue, lang wirkende Wirkstoff Lisdexamphetamin ein. Er wurde in den USA 2008, in Deutschland 2013 zugelassen und kann nicht als Suchtmittel missbraucht (also geschnupft oder gespritzt) werden. Sein Wirkmechanismus ist insofern besonders, als er erst durch ein Enzym in den roten Blutkörperchen in den Blutgefäßen des Darms aktiviert wird. Der Hersteller verspricht zwar 12 bis 16 Stunden Wirkdauer, im Durchschnitt hält die effektive Wirkung jedoch nur etwa 10 Stunden an. Er ist inzwischen einer der populärsten Wirkstoffe auf dem Markt, nicht nur, weil die Wirkung lange anhält, sondern auch, weil er hervorragend wasserlöslich ist und somit Kindern, die nicht gerne Tabletten einnehmen, leicht mit Saft gegeben werden kann. Er kann mit oder ohne

Nahrung eingenommen werden, was Eltern mehr Möglichkeiten eröffnet.

Ein noch neueres Amphetaminpräparat mit besonderer Zubereitung wirbt mit einer lang anhaltenden Wirkung und neuer Verabreichungsform. Es wurde in den USA 2017 unter dem Warennamen Mydayis zugelassen und bietet einen 16-stündigen Wirkungszyklus, wobei der Wirkstoff nach der morgendlichen Einnahme in drei Schritten freigesetzt wird – morgens, mittags und abends. In Europa darf es noch nicht eingesetzt werden.

Lang wirksame Arzneien sind sehr beliebt, doch ist es ratsam, zu Beginn einer Medikation zunächst kurz wirksame Stimulanzien einzunehmen, bis klar ist, dass man das Medikament gut verträgt.

Abhängigkeit und Missbrauch

Spoilerwarnung! Die Einnahme von Stimulanzien oder Nicht-Stimulanzien in jungen Lebensjahren fördert nicht etwa eine spätere Sucht, sondern hilft einigen Studien zufolge, diese zu *verhindern.* Allerdings finden andere Untersuchungen weder einen suchtfördernden noch einen suchtverhindernden Effekt. Da 80 *Prozent aller Süchte* im Alter von 13 bis 23 Jahren beginnen, da Menschen mit ADHS weitaus stärker suchtgefährdet sind als die Allgemeinbevölkerung und da die Einnahme von Stimulanzien das Risiko einer späteren Sucht senkt, ist es möglicherweise sinnvoll, bei einem betroffenen Kind vor dem 13. Lebensjahr mit der Gabe von Stimulanzien zu beginnen.

Sucht und Substanzmissbrauch werden verständlicherweise von all jenen, die zögern, ein ADHS-Medikament einzunehmen, mit am häufigsten als Grund angegeben. Tatsächlich zählen ADHS-Medikamente unter High-School- und College-Studenten auch zu den am häufigsten missbräuchlich konsumierten Arzneimitteln. Wichtig ist aber anzumerken, dass ADHS-Stimulanzien vor allem von Personen in unangemessener Weise konsumiert werden, die gar keine ADHS-Diagnose haben. Diese «neurotypischen» Konsumentinnen und Konsumenten nehmen die Mittel ein, um wach bleiben und lernen zu können, oder sie mischen sie mit anderen Drogen, wie Alkohol oder Marihuana, um den Rausch zu intensivieren (oder aus sonstigen Gründen, die sich vermutlich nur Teenager ausdenken können).

Deutlich seltener kommt es vor, dass ADHS-Betroffene bewusst eine viel zu hohe Dosis eines Stimulans einnehmen. Langzeitstudien ergaben vielmehr, dass ADHS-Menschen, die erfolgreich mit Stimulanzien behandelt werden, weitaus seltener von Substanzen abhängig werden als die durchschnittliche Bevölkerung und ganz klar auch seltener als Menschen, die ADHS haben und kein Stimulans-Medikament einnehmen.

Teenager mit ADHS dagegen, die nicht behandelt werden, entwickeln mit fünf- bis zehnmal größerer Wahrscheinlichkeit eine Substanzabhängigkeit. Zu Unrecht heißt es, dass Menschen Psychiater aufsuchen, um die höchste Dosis und die meisten Pillen verschrieben zu bekommen. Tatsächlich ist es eines der größten Probleme für uns, dass Patientinnen und Patienten nicht die gesamte für den Monat verordnete Dosis einnehmen. Mühsam ist es, sie hier bei der Stange zu halten, und nicht etwa, sie von der Forderung nach möglichst starken Medikamenten abzubringen. Dennoch können Menschen, die ein Stimulans absetzen, milde Entzugserscheinungen zeigen. Das passiert jeden Abend, und die Symptome sind oft so wenig ausgeprägt, dass sie gar nicht wahrgenommen werden; sie können aber auch zu verstärkter Müdigkeit, Ängstlichkeit, Aggression oder verschiedenen anderen Symptomen führen. Was uns zum Thema der häufigen Nebenwirkungen führt.

Nebenwirkungen

Zu den häufigsten Nebenwirkungen bei ADHS-Medikamenten zählen Reizbarkeit, Mundtrockenheit, Schlafstörungen, Kopfschmerzen und Appetitmangel. Im Laufe der Zeit kann es zu einem (geringen) Anstieg der Herzfrequenz und des Blutdrucks kommen, weshalb sich viele Patientinnen und Patienten Sorgen über die langfristigen Auswirkungen auf das Herz machen. Neueren Studien zufolge aber sind diese Auswirkungen gering bis nicht vorhanden; dennoch wird bei der Medikation immer darauf hingewiesen. Deshalb ist es sehr wichtig, dass die Medikation ärztlich gut überwacht wird, besonders im Anfangsstadium der Behandlung.

Zu guter Letzt gibt es noch eine positive Nebenwirkung der Behandlung von ADHS mit verschreibungspflichtigen Medikamenten: Eine korrekte Diagnose und Behandlung kann nicht nur die ADHS-Symptome lindern, sondern auch vor sekundären Problemen wie Ängstlichkeit und/oder Depression schützen.

Gentests und die Suche nach dem richtigen Medikament

Bei der Behandlung von Krebserkrankungen erbrachten genetische Untersuchungen der Patientinnen und Patienten spektakuläre Resultate, ebenso die Entdeckung von Biomarkern für verschiedene Krebsformen und die Planung der Behandlung anhand des genetischen Profils der Betroffenen. Natürlich sucht die Forschung auch bei Krankheiten des Geistes und auf dem Gebiet der Psychiatrie nach Ansatzpunkten für Gentests. Und tatsächlich können Kliniker wie wir schon seit einiger Zeit DNA-Proben von Patienten – Speichel, Blut, Hautzellen oder auch Haare – zur genetischen Analyse an verschiedene Firmen schicken.

Patienten und Patientinnen und Klinikerinnen und Kliniker hofften gleichermaßen, dass eine solche Analyse Aufschluss darüber gäbe, welcher Wirkstoff oder welches Medikament zu wählen sei. Doch im Gespräch mit den besten uns bekannten Fachleuten fiel durchgängig ein Urteil: «Die Sache ist vielversprechend, aber wir sind noch nicht so weit.» Darum lassen wir uns bei der Medikamentenwahl für unsere Patientinnen und Patienten nicht routinemäßig von Gentests leiten, sondern nur, wenn diese darauf bestehen. Die Tests sind fraglos unschädlich (abgesehen davon, dass sie um die 2000 Dollar kosten, je nach Test, Anbieter und Zuzahlung durch die Krankenversicherung – in Deutschland werden solche Tests bislang nicht regulär von den Krankenkassen mitgetragen).

Die Tests geben keine genaue Auskunft darüber, welches Medikament am besten wirken wird. Das ist das «So weit», wo wir noch nicht sind, so sehr wir uns es auch alle wünschen. Gentests können jedoch Informationen darüber liefern, wie schnell Sie ein bestimmtes Medikament verstoffwechseln werden; das ist hinsichtlich der Dosierung hilfreich.

Unserer Ansicht nach sollte heute die Möglichkeit eines Gentests routinemäßig zumindest erwogen werden, bevor man Medikamente verschreibt.

Die Medikamente im Überblick

Die folgende Tabelle gibt einen Überblick über die in Deutschland zugelassenen Wirkstoffe zur Behandlung von ADHS.

ADHS-Medikamente

	Substanzklasse	Typischer Dosisbereich	Effekt-stärke
Methylphenidat (MPH)	Psychostimulantien	0,3–1,0 mg/kg KG	0,8–1,0
Dexamfetamin	Psychostimulantien	0,1–0,5 mg/kg KG	0,8–1,0
Lisdexamfetamin	Psychostimulantien	30–70 mg	>1,0
Atomoxetin	selektiver Noradrenalin-Wiederaufnahme-Hemmer (SNRI)	1,2 mg/kg KG	0,5–0,7
Guanfacin	zentraler α2-Agonist	1–5 mg	0,7

KG = Körpergewicht

umbers eeded Treat	Unerwünschte Arzneimittelwirkungen	Besonderheiten
.2,5 81)	durchschnittlich geringfügige Zunahme von Blutdruck und Pulsfrequenz, Appetitminderung, Gewichtsabnahme, Bauchschmerzen, Kopfschmerzen, Einschlaf-/Schlafstörungen, emotionale Irritabilität, Verstärkung vorbestehender Tic-Symptomatik	Medikation erste Wahl; Retardpräparate stehen zur Verfügung (e81, e82)
.2 82)		vergleichbare Wirksamkeit und Verträglichkeit wie MPH, Zulassung bei nicht ausreichender Wirkung von MPH (e81, e82)
		Pro-Drug, dadurch verlängerte Wirkdauer, in Deutschland zugelassen bei unzureichendem Ansprechen auf MPH (e83)
a.4 84)	durchschnittlich geringfügige Zunahme von Blutdruck und Pulsfrequenz, geringfügige QTc-Verkürzung, Mundtrockenheit, Appetitminderung, Gewichtsabnahme, gastrointestinale Symptome, Schwindel, Kopfschmerzen, Benommenheit, Müdigkeit, Sedierung	ebenfalls Medikament erster Wahl bei komorbider Tic-, Angst-, Substanzstörung, sonst Mittel der zweiten Wahl (e84)
a.4 85)	Müdigkeit, Sedierung, Somnolenz, geringfügige Abnahme von Blutdruck und Pulsfrequenz, geringfügige QTc-Verlängerung	Retardpräparat als Medikament zweiter Wahl verfügbar, wenn MPH unverträglich oder unwirksam; wird über CYP3A4 verstoffwechselt (e85, e86)

KAPITEL 9

Finden Sie Ihr Wohlgefühl

Ob Sie nun von ADHS oder VAST betroffen sind, ein Rennwagengehirn mit Fahrradbremsen haben oder wie immer Sie diese Art von Gehirn nennen wollen, die mal Segen und mal Fluch ist: Wahrscheinlich sind Sie auf diesen Seiten gelandet, ohne das ganze Buch bis hierhin durchzulesen. Das ist in Ordnung, wir verstehen das vollkommen. Schließlich wissen wir, dass Menschen wie wir oft zur Pointe vorblättern und sozusagen das Pferd von hinten aufzäumen.

Hier eine kurze Zusammenfassung für Sie: Das Buch enthält viele Geschichten, Erklärungen, Vorschläge und wissenschaftliche Erkenntnisse zu der Frage, wie man unsere Art von Gehirn von etwas potenziell sehr Nachteiligem zu etwas sehr Vorteilhaftem machen kann. ADHS und VAST haben vielen Betroffenen unverdient so viel Scham und Schmerz bereitet, dass wir unser Wissen und Handeln voller Leidenschaft darauf verwenden, genau dies zu beenden.

Für sehr lange Zeit machte man sich ein völlig falsches Bild von ADHS. Ein tragisch, ja entsetzlich falsches Bild. Das führte zum sadistischen und systematischen Verrat an unschuldigen Kindern, die für etwas bestraft wurden, das sie gar nicht kontrollieren konnten, und dazu, dass die Begabungen ganzer Generationen von Erwachsenen überhaupt nicht genutzt wurden. Viel zu lange galt es als legitim, uns ADHS-Betroffene als geistig Zurückgebliebene, Schwachsinnige und Idioten zu bezeichnen. Tatsächlich finden sich derlei Begriffe, die sich ausschließlich am herkömmlichen IQ orientierten, bis weit in die 1960er-Jahre als diagnostische Bezeichnungen in medizinischen Lehrbüchern. Wer würde da nicht aufgeben wollen, wenn so etwas dabei herauskäme?

Aber warum haben Sie dann das Buch überhaupt zur Hand genommen? Wonach haben Sie gesucht? Hofften Sie auf ein Happy End?

Wenn ja, dann sind Sie hier genau richtig! Wir können Ihnen zu diesem Happy End verhelfen. Nun ja, ein Ende ist es eigentlich nicht, aber doch ein Wendepunkt, denn letztlich bringen wir doch die Dinge hier und da meist in Ordnung. Und schließlich setzt sich auch allgemein die Erkenntnis durch, dass unser Leiden nichts mit Faulheit, mangelndem Respekt oder Sich-Gehenlassen zu tun hat. Nein, unsere neuronalen Funktionen sind einfach ein bedeutungsvolles bisschen anders als die der «Neuro-Normalos», also der neurotypischen Menschen. Es besteht eine manchmal störanfällige Beziehung zwischen unserem Task Positive Network und dem Default Mode Network in unserem Gehirn. Und unser Kleinhirn (Cerebellum) ist oft ein wenig aus dem Gleichgewicht und bedarf der Stärkung. Kurzum, die Wissenschaft belegt, dass wir nicht versuchen, schwierig zu sein, sondern in unserem Inneren mit echten Schwierigkeiten zu kämpfen haben. Wir wissen auch, dass Beziehungen zu anderen Menschen, das Erkennen unserer Stärken und der Fokus auf ihnen (statt auf unseren Schwächen), das Schaffen von Struktur in unserer Umgebung, mehr Bewegung sowie Meditation echte Hilfen im Umgang mit diesen Widrigkeiten sind.

Darüber hinaus erkennt die Welt allmählich das enorme Potenzial – Kreativität, Unternehmergeist, Energie – von Menschen mit ADHS. Wir sehen in unserer Praxis jeden Tag, was für großartige Dinge diese Menschen leisten, und als erfolgreiche Autoren und Kliniker mit ADHS sehen wir das übrigens auch an uns selbst!

Es ist nun an der Zeit für uns alle, gemeinsam das anzuwenden, was wir wissen, damit sich für ADHS-Menschen jeglichen Alters

Chancen eröffnen, Möglichkeiten zur Kreativität auftun und damit sie endlich verstanden werden. Wir haben dieses Buch verfasst, damit Sie erfahren, wo Sie die Schlüssel dazu finden.

Jedes Kapitel dieses Buches hat einen Befund, eine Strategie oder Behandlung als Schwerpunkt, den/die Sie in Ihrem Umgang mit ADHS berücksichtigen können; wir wissen aber, dass Sie die Einzelteile dieses Puzzles letztlich selbst auf Ihre ganz persönliche Weise zusammenfügen müssen. Wenn Sie Golf spielen (und auch, wenn Sie das nicht tun), lesen Sie doch einmal dieses Zwiegespräch zwischen Dr. Hallowell und seinem Schwager Chris, einem Golfprofi aus Virginia. Darin verborgen liegt ein weiser Rat, wie man mit ADHS nicht nur überlebt, sondern auch ein immer besseres Leben führt, wie wir gleich erläutern werden.

CHRIS, ruhig: Ned, du musst einfach dein Fühlen finden und es ins Reale umsetzen. Und denk dran, beim Putten kommt es vor allem darauf an, dass es dir egal ist, ob der Ball im Loch landet.

DR. HALLOWELL (Ned), unruhig und skeptisch: Aber Chris, ich *bete* doch, dass der Ball im Loch landet. Wie könnte mir das egal sein?

CHRIS, wie immer mit yodaesker Weisheit: Du schlägst den Ball besser, wenn du's lernst.

Das ist im Grunde der Rat, den Ihnen dieses Buch auf all seinen Seiten geben will. Wir möchten, dass Sie Ihr Fühlen finden und ins Reale umsetzen. Und wir möchten, dass Sie nicht in die Falle von Erfolg und Versagen geraten, die so viele Menschen vom Glücklichsein abhält.

So wie jede und jeder einen eigenen Stil beim Putten hat, ein eigenes Gefühl für diese geradezu teuflische Kunst, so hat jede und jeder einen eigenen Lebensstil, ein eigenes Fühlen für all das, was wir tun. Betrachten Sie einmal Ihre Art zu leben, Ihr Fühlen. Ist es wirklich Ihres, oder ahmen Sie das von jemand anderem nach? Das meiste von dem, was wir tun, ist in Teilen nachgeahmt; was uns alle jedoch einzigartig macht, ist das, was wir selbst hinzufügen. Damit erschaffen wir unsere Individualität, unsere Spezialsauce, unseren eigenen Stil. Oder, wie Dr. Hallowell es in seinem Gedicht für seine fünfjährige Tochter ausdrückt: «Kein Gehirn ist wie das andere. Kein Gehirn ist das beste. Jedes Gehirn findet seinen ganz eigenen Weg.»

Wir haben Ihnen mit diesem Buch jene Techniken vorgestellt, die unserer Ansicht nach die besten für alle ADHS-Betroffenen sind. Ob und wie Sie diese aber nutzen, das müssen Sie für sich herausfinden. Finden Sie Ihr *Fühlen*, Ihr Wohlgefühl. Was sich für uns richtig anfühlt, muss sich noch lange nicht auch für Sie richtig anfühlen.

Auch auf die Gefahr hin, all jene zu langweilen, die noch nie einen Golfschläger in der Hand hatten, müssen wir unsere Golf-ist-wie-das-Leben-Metapher noch ein wenig weiterspinnen. Wenn Sie nicht Golf spielen, kennen Sie auch nicht das herrliche Gefühl, einen perfekten Schlag ausgeführt zu haben. Gehen wir es einmal durch: Sie treten an den Ball heran, gehen in Position, und dann schwingen Sie den Schläger. Wenn alles stimmt, spüren Sie nicht einmal, dass der Schlägerkopf den Ball überhaupt getroffen hat. Sie schwingen ihn einfach durch, und indem Sie rohe Kraft durch ein wunderbar ausbalanciertes Drehmoment ersetzen (jedenfalls wenn alles richtig läuft), lassen Sie diesen delligen Dämon durch die Luft fliegen. Er wird zu einem immer kleiner werdenden Punkt, wie eine Sternschnuppe vor dem blauen oder wolkigen Himmel.

Der Schwung, der mechanische Teil Ihres Schlages ist vollendet, und Sie verfolgen den Ball mit wachsendem Stolz, da er tut, was Sie sich erhofft haben, was er immer tut, wenn Sie vom

Golfspielen träumen, und Ihr Herz ist erfüllt von der Freude über den perfekten Schlag; Sie haben wahrhaftig Golf gespielt, so wie es sein soll, und die Unzahl der Faktoren hinter sich gelassen, die bewirken können, dass Ihr Schlag danebengeht.

Diesmal aber sitzt er. Sie haben es hingekriegt. Es passt genau. Diesmal haben Sie das Gefühl erlangt, nach dem Sie immer streben, das Sie aber nur selten erreichen, das Gefühl, im Wettstreit mit all dem, was Dinge falsch laufen lässt, die Nase vorn zu haben, das Gefühl des Triumphs über einen Gegner, der höchstwahrscheinlich nächstes Mal schon wieder gnadenlos zurückschlagen wird. Dieses eine Mal aber haben Sie ihn mit einem eleganten, herrlichen Schwung besiegt.

Okay, mein Freund, sagen Sie zu sich, *noch einmal.* Ach, wie uns diese Worte doch ewig verspotten: *Noch einmal.* Es immer noch einmal hinzukriegen, davon träumen wir wohl alle, aber nur wenige schaffen es.

Genau hier kommt die Einstellung «mir ist egal, ob der Ball im Loch landet» ins Spiel. Chris' guter Rat wirkt zunächst widersinnig, aber wie wir inzwischen wissen, trifft er genau ins Schwarze. Er bedeutet nicht, dass der Schlag Ihnen gleichgültig ist. Er bedeutet nur, dass Sie auf den Augenblick fokussiert sind, nicht auf das Ergebnis.

Wir hoffen nun, dass Sie weiter im Spiel und auf den Augenblick fokussiert bleiben. Versuchen Sie zu erkennen, wie dumm und flach die Überbetonung des Gewinnens in Wahrheit ist, und wie kurzsichtig und fantasielos es wäre, wenn Sie zuließen, dass Sie sich über das Triumphieren über andere definieren. Denken Sie daran, dass der schönste Lohn, die größte Freude des Lebens im Spiel selbst bestehen – darin herauszufinden, wie es eigentlich geht, und im Entdecken neuer Wege. Genießen Sie es. Leiden Sie daran. Bleiben Sie dran, als würde Ihr Leben davon abhängen, denn: Das tut es auch. Arbeiten Sie daran, stets und immer Ihr

Fühlen zu finden und es ins Reale umzusetzen. Würdigen Sie einen gelungenen Schlag; nichts ist schöner. Aber würdigen Sie genauso den Fehlschlag, auch wenn das seltsam klingt. Er bewirkt, dass Sie es noch einmal versuchen wollen, und gibt Ihnen Motivation. Wenn wir etwas vermasseln, erinnert uns das daran, was es bedeutet, ein Mensch zu sein: Es bedeutet, Fehler zu machen.

Jede und jeder von uns findet einen ganz eigenen Weg; es gibt nicht den einen richtigen. Aber wie befreiend ist es doch für uns zu wissen, dass kein Gehirn das beste ist und dass wir alle die wunderbare, lebenslange Möglichkeit haben, herauszufinden, welcher besondere Weg für unser Gehirn der richtige ist.

Danksagung

Dies ist der Teil des Buches, den ich am liebsten schreibe: der Dank an Menschen, oder wie es im Verlagsjargon eben heißt, die Danksagung.

Als Erstes möchte ich unserem Verlag danken, insbesondere unserer Lektorin Marnie Cochran. Zu sagen, Marnie sei weit über ihre Pflichten hinausgegangen, wäre im Hinblick auf ihren Beitrag zu diesem Buch noch stark untertrieben. Das Original-Manuskript umfasste 120 000, die endgültige Version, die Sie hier als Übersetzung in Händen halten, 49 000 Wörter. Man stelle sich das Können einer Lektorin vor, die wie eine Wortchirurgin strafft und Überschüssiges entfernt, sodass das Buch am Ende 58 Prozent weniger wiegt und die Autoren trotzdem damit glücklich sind! Nun, genau das hat Marnie fertiggebracht. Sie, liebe Leserinnen und Leser, sollten ihr dafür danken, dass sie Ihnen 70 000 überflüssige Wörter erspart hat.

Ich danke auch jenem Mann, der meine Autorenverträge aushandelt und mich in der Konzeption eines neuen Buchprojekts unterstützt. Es ist mein hochgeschätzter Agent James (Jim) Levine, ein Mann mit vielen Talenten und exzellentem Buchinstinkt, in dessen Agentur ein großartiges Team arbeitet.

Ich danke den Tausenden von Patienten und Patientinnen, die mich so viel gelehrt haben, seit ich am alten Boston City Hospital vor meinem Medizinstudium 1973 geforscht habe. Patientinnen und Patienten waren für mich stets die besten Lehrerinnen und Lehrer.

Ich danke den vielen Fachleuten, die wir im Entstehungsprozess dieses Buches konsultiert haben, und den vielen Freundinnen und Freunden, die uns ebenfalls geholfen haben. Besonders danke ich meinem besten Freund Peter Metz, M. D., ebenfalls Kinderpsychiater, mit dem ich die meisten Ideen in diesem Buch reflektiert habe.

Und natürlich danke ich John Ratey, den ich 1978 kennengelernt habe, als er im alten Massachusetts Mental Health Center mein Oberarzt war. John beschwor für mich auf wunderbare Weise den Geist von Elvin Semrad herauf und brachte mich dazu, Sitzungen mit Patienten abzuhalten.

Vor allem, und für immer, aber danke ich meiner Ehefrau Sue, mit der ich seit 32 Jahren verheiratet bin, und unseren Kindern Lucy, Jack und Tucker. Sie bringen jeden Tag so viel Sonnenschein, Energie und Liebe in mein Leben, dass ich ihnen gar nicht genug danken kann.

Edward (Ned) Hallowell

Auch ich freue mich, jenen Menschen danken zu können, die für die Konzeption und Fertigstellung dieses Buches so wichtig waren. Mein großer Dank gilt Marnie Cochran, die so viel dafür getan hat, dass das Buch seine jetzige Form hat. Unermüdlich und sorgfältig fing sie unsere Gedanken ein und konzentrierte unsere Energie.

Tiefen Dank schulde ich auch Ned Hallowell, meinem ehemaligen Studenten und heutigen Lehrer sowie geschätzten Freund seit so vielen Jahren. Er lieferte den Impuls, die Herausforderung anzugehen und wieder ein Buch zusammen zu schreiben, und er hielt wieder seine und meine Gedanken fest, sodass dieses neueste Werk entstehen konnte.

Danke auch meinen früheren Mentoren George Vaillant, Allan Hobson und Richard Shader, die sich von meiner Begeisterung für das Thema ADHS nicht abschrecken ließen, sondern mich darin bestärkten und anleiteten. Und danke meinem Geschäftspartner und wunderbaren Freund Ben Lopez, der mich lehrte, über das Normale hinauszugehen. Wie stets bin ich auch meinen Patientinnen und Patienten aus all den Jahren für immer verpflichtet, die ihr Leben mit mir teilten und mich so vieles lehrten.

Zu guter Letzt danke ich in tiefer Anerkennung meiner Ehefrau Alicia Ulrich, die nicht nur bei den Gesprächen und Gedanken zu meinen Teilen des Manuskripts als Partnerin mitwirkte, sondern mir auch stets offene und ehrliche Rückmeldung gab. Ihre Liebe und die Liebe meiner Töchter Jessie und Kathryn sowie meiner Enkelkinder Gracie und Callum machen alles, was ich tue, erst lohnend.

John Ratey

Anhang A: Die Diagnostik von ADHS

Menschen mit ADHS zeigen ein dauerhaftes Muster von Unaufmerksamkeit und/oder Hyperaktivität-Impulsivität, das Funktionen oder die Entwicklung beeinträchtigt. Die genaue Diagnostik gestaltet sich häufig schwierig, da andere Störungen ein ähnliches Bild zeigen können, und sollte daher nur von erfahrenen Fachleuten durchgeführt werden.

Die Kriterien für die Diagnose richten sich in Deutschland, Österreich und der Schweiz nach der 10. Version der Internationalen Statistischen Klassifikation der Krankheiten und verwandter Gesundheitsprobleme (International Statistical Classification of Diseases and Related Health Problems, ICD-10), einem Katalog, der von der Weltgesundheitsorganisation, der WHO, herausgegeben wird. Seit dem 1. Januar 2022 ist die neue 11. Version (ICD-11) in Kraft, doch ist noch nicht abzusehen, wann die ICD-11 an die nationalen Besonderheiten in den deutschsprachigen Ländern angepasst ist und dort eingeführt wird.

Im Folgenden sind daher die Kriterien nach der ICD-10 angegeben. Sie unterscheiden sich in einigen Details von den Kriterien des Diagnostic and Statistical Manual of Mental Disorders (DSM) in der 5. Version, das in den USA gebräuchlich ist.

Die ICD-10 behandelt ADHS in der Klassifikation «Hyperkinetische Störungen» (F90.0). Danach muss der Betroffene in drei Verhaltensbereichen ein ungewöhnliches Maß aufweisen:

- Unaufmerksamkeit,

- Hyperaktivität und
- Impulsivität.

Die Auffälligkeiten müssen

- in jungen Jahren beginnen, für gewöhnlich innerhalb der ersten fünf Lebensjahre (die amerikanische DSM-5 gibt als Grenze das Alter von 12 Jahren an, die ICD-11 nennt lediglich einen Beginn in der Entwicklungsphase, typisch aber in der frühen bis mittleren Kindheit),
- ausgeprägter sein, als es dem Alter und Entwicklungsstand des Betroffenen entspricht,
- länger als sechs Monate bestehen und
- in mehr als einem Bereich (z.B. in der Schule, am Arbeitsplatz, in der Familie oder in der Freizeit) das Leben in bedeutender Weise psychosozial beeinträchtigen,
- aber sie dürfen nicht ausschließlich im Verlauf einer tief greifenden Entwicklungsstörung, Schizophrenie oder einer anderen psychotischen Störung auftreten und sich auch nicht durch eine andere psychische Störung besser erklären lassen (z.B. affektive Störung, Angststörung, dissoziative Störung oder eine Persönlichkeitsstörung).

Als klinische Kriterien brauchen die Symptome nur in ausgeprägter Form aufzutreten. Die Forschungskriterien sind ferner:

1. Unaufmerksamkeit. Es müssen mindestens sechs der neun Symptome vorliegen:

    - Beachtet oft Einzelheiten nicht oder macht Flüchtigkeitsfehler bei den Schularbeiten, der Arbeit oder anderen Tätigkeiten.

- Hat oft Schwierigkeiten, längere Zeit die Aufmerksamkeit bei Aufgaben oder beim Spielen aufrechtzuerhalten.
- Scheint häufig nicht zuzuhören, wenn andere ihn/sie ansprechen.
- Führt häufig Anweisungen anderer nicht vollständig durch und kann Schularbeiten, andere Arbeiten oder Pflichten am Arbeitsplatz nicht zu Ende bringen (nicht aus Trotz oder weil die Aufgabe nicht verstanden wurde).
- Hat häufig Schwierigkeiten, Aufgaben und Aktivitäten zu organisieren.
- Vermeidet häufig, hat eine Abneigung gegen oder beschäftigt sich häufig nur widerwillig mit Aufgaben, die länger andauernde geistige Anstrengungen erfordern, wie Mitarbeit im Unterricht oder Hausaufgaben.
- Verliert häufig Gegenstände, die er/sie für Aufgaben oder Aktivitäten benötigt (z.B. Spielsachen, Hausaufgabenhefte, Stifte, Bücher oder Werkzeug).
- Lässt sich oft durch äußere Reize leicht ablenken.
- Ist bei Alltagstätigkeiten häufig vergesslich.

2. Hyperaktivität. Es müssen mindestens drei der fünf Symptome vorliegen:

- Zappelt häufig mit Händen oder Füßen oder rutscht auf dem Stuhl herum.
- Steht in der Klasse und anderen Situationen, in denen Sitzenbleiben erwartet wird, häufig auf.
- Läuft häufig herum oder klettert exzessiv in Situationen, in denen dies unpassend ist (bei Jugendlichen oder Erwachsenen kann dies auf ein subjektives Unruhegefühl beschränkt bleiben).

- Hat häufig Schwierigkeiten, ruhig zu spielen oder sich mit Freizeitaktivitäten ruhig zu beschäftigen.
- Ist häufig «auf Achse» oder handelt oftmals, als wäre er/sie «getrieben».

3. Impulsivität. Es muss mindestens eines der vier Symptome vorliegen:

   - Redet häufig übermäßig viel. (Gehört im DSM-Katalog in die Kategorie Hyperaktivität.)
   - Platzt häufig mit Antworten heraus, bevor die Frage zu Ende gestellt ist.
   - Kann nur schwer warten, bis er/sie an der Reihe ist.
   - Unterbricht und stört andere häufig (platzt z.B. in Gespräche oder Spiele anderer hinein).

Nach der Amerikanischen DSM-5 werden drei Erscheinungsformen von ADHS unterschieden:

- Die kombinierte Erscheinungsform (Mischtyp), wenn in den letzten sechs Monaten hinreichende Symptome sowohl der Unaufmerksamkeit als auch der Hyperaktivität-Impulsivität vorlagen.
- Die vorwiegend unaufmerksame Erscheinungsform (vorwiegend unaufmerksamer Typ), wenn in den letzten sechs Monaten hinreichende Symptome der Unaufmerksamkeit, nicht jedoch der Hyperaktivität-Impulsivität vorlagen.
- Die vorwiegend hyperaktiv-impulsive Erscheinungsform (vorwiegend hyperaktiv-impulsiver Typ), wenn in den letzten sechs Monaten hinreichende Symptome der Hyperaktivität-Impulsivität, nicht jedoch der Unaufmerksamkeit vorlagen.

Die IDC-10 ordnet die vorwiegend unaufmerksame Erscheinungsform hingegen nicht in die Kategorie «Hyperkinetische Störungen» (F90.0) ein, sondern in die Sammelkategorie «Sonstige näher bezeichnete Verhaltens- und emotionale Störungen mit Beginn in der Kindheit und Jugend» (F98.8). Erst die ICD-11 übernimmt die drei Erscheinungsformen. Sie ersetzt außerdem die Kategorie «Hyperkinetische Störungen» durch «Attention deficit hyperactivity disorder» (6A05).

Da sich die Symptome mit der Zeit verändern können, kann sich auch das Erscheinungsbild im Laufe der Zeit verändern.

Diagnose von ADHS im Erwachsenenalter

ADHS besteht oft bis ins Erwachsenenalter. Für die Diagnose von ADHS bei Erwachsenen und Heranwachsenden ab dem 17. Lebensjahr sind gemäß DSM-5 nur fünf Symptome gefordert (statt sechs wie bei jüngeren Kindern). Die Symptome präsentieren sich im höheren Lebensalter oft anders. Bei Erwachsenen kann Hyperaktivität beispielsweise als extreme Ruhelosigkeit oder als andere Personen erschöpfende Aktivität erscheinen.

Anhang B: Hilfreiche Adressen und Quellen

EDWARD M. HALLOWELL, M. D.
https://drhallowell.com
Die neusten Informationen und Behandlungsempfehlungen zu ADS / ADHS für Betroffene jeden Alters sowie Ratschläge zu den Themen Erziehung, Studium, Arbeit / Leben / zu Hause, Beziehungen und mehr. (In Englischer Sprache)

Fachgesellschaften

Arbeitsgemeinschaft ADHS der Kinder- und Jugendärzte e. V. (AG ADHS)
www.ag-adhs.de
E-Mail: info@ag-adhs.de

Arbeitsgemeinschaft Niedergelassener Neuropädiater e. V. (AG NNP)
www.ag-nnp.de
E-Mail: info@ag-nnp.de
Tel.: 040/38 915 555

Berufsverband der Kinder- und Jugendärzte (BVKJ)
www.kinderaerzte-im-netz.de
Hier finden Sie vorwiegend Informationen. Der Verband beantwortet keine Fragen zu medizinischen Themen.

Berufsverband für Kinder- und Jugendpsychiatrie, Psychosomatik und Psychotherapie in Deutschland e. V. (BKJPP) und Bundesarbeitsgemeinschaft der Leitenden Klinikärzte für Kinder- und Jugendpsychiatrie, Psychosomatik und Psychotherapie e. V. (BAG)
www.kinderpsychiater.org

BKJJP
E-Mail: mail@bkjpp.de
Tel.: 06131/6 938 070

BAG
E-Mail: BAG-KJPP@web.de
Tel.: 04621/831 600

Deutsche Akademie für Kinder- und Jugendmedizin e. V. (DAKJ)
www.dakj.de
E-Mail: kontakt@dakj.de
Tel.: 030/40 005 880

Deutsche Gesellschaft für Kinder- und Jugendmedizin e. V. (DGKJ)
www.dgkj.de
E-Mail: info@dgkj.de
Tel.: 030/30 877 790

Deutsche Gesellschaft für Kinder- und Jugendpsychiatrie, Psychosomatik und Psychotherapie e. V.
www.dgkjp.de
E-Mail: geschaeftsstelle@dgkjp.de
Tel.: 030/28 094 386

Deutsche Gesellschaft für Sozialpädiatrie und Jugendmedizin e.V. (DGSPJ)
www.dgspj.de
E-Mail: geschaeftsstelle@dgspj.de
Tel.: 030/40 005 886

Gesellschaft für Neuropädiatrie e.V.
www.gesellschaft-fuer-neuropaediatrie.org
E-Mail: info@gesellschaft-fuer-neuropaediatrie.org
Tel.: 0831/96 076 177

Neurologen und Psychiater im Netz. Das Informationsportal zur psychischen Gesundheit und Nervenerkrankungen
www.neurologen-und-psychiater-im-netz.org
E-Mail: support@neurologen-und-psychiater-im-netz.org
Tel.: 089/64 248 212

Organisationen für Betroffene, Eltern, Pädagogen, Erzieher und Therapeuten

Deutschland

ADHS-Infoportal
betrieben vom zentralen adhs-netz
www.adhs.info
E-Mail: zentrales-adhs-netz@uk-koeln.de
Tel.: 0221/47 889 876
Unabhängige und wissenschaftlich gesicherte Informationen zum Thema ADHS. Eine Besonderheit sind die speziellen Info-Seiten für Kinder, Jugendliche, Erwachsene sowie Eltern und Angehörige.

Arbeitsgemeinschaft Aufmerksamkeitsdefizit-Hyperaktivitäts-Störung e. V. (AG ADHS)
www.ag-adhs.de
E-Mail: info@ag-adhs.de

Arbeitsgemeinschaft für Ärzte, die Diagnostik und Therapie bei Patienten mit ADHS in Deutschland, Österreich, Liechtenstein und der Schweiz durchführen
zentrales adhs-netz
www.zentrales-adhs-netz.de
Eine Informationsplattform vorwiegend für Fachleute und Pädagogen. Enthält neben aktuellen Informationen auch Hinweise auf regionale Versorgungsmöglichkeiten.

Deutschland, regional

Baden-Württemberg

Arbeitskreis ADHS Schwarzwald-Baar-Kreis
Raum: Schwarzwald-Baar-Kreis
Patientengruppe: Kinder und Jugendliche
Ralph Warrlich
E-Mail: ralph.warrlich@telemed.de

ADHS-Kompetenznetzwerk Westlicher Bodensee
Raum: Bodensee
Patientengruppe: Kinder, Jugendliche und Erwachsene
Dr. Andreas Kern
E-Mail: kern.neuro@t-online.de

ADHS-Netzwerk Heilbronn-Franken

Raum: Heilbronn

Patientengruppe: Kinder und Jugendliche

Dr. Carmen Dimitriadis

E-Mail: c.dimitriadis@klinikum-weissenhof.de

ADHS Regionalteam Nördlicher Landkreis Karlsruhe

Raum: Karlsruhe

Patientengruppe: Kinder und Jugendliche

Andrea Apel

E-Mail: praxis@kjp-bruchsal.de

QZ Kraichgau-Zabergäu

Raum: Kraichgau / Stromberg / Pforzheim

Patientengruppe: Kinder und Jugendliche

Dr. Simone Schulze

E-Mail: simone@schulze-eppingen.de

Netzwerk ADHS im Neckar-Odenwald-Kreis

Raum: Neckar-Odenwald-Kreis

Patientengruppe: Kinder und Jugendliche

Susanne Herberg

E-Mail: sherberg-adhsnok@t-online.de

Interdisziplinärer AK ADHS

Raum: Stuttgart

Patientengruppe: Kinder und Jugendliche

Günter Buck

E-Mail: hga.buck@t-online.de

Kompetenznetzwerk-ADHS Kreis Tübingen e. V.
Raum: Tübingen
Patientengruppe: Kinder, Jugendliche und Erwachsene
Dr. Katharina Schönthal
E-Mail: info@adhsnetz-tuebingen.de

Regionales Netz Ulm / Neu Ulm / Alb-Donaukreis
Raum: Ulm / Neu Ulm / Alb-Donaukreis
Patientengruppe: Kinder, Jugendliche und Erwachsene
Dr. Burkhard Adis-Dutschmann
E-Mail: b.adis-dutschmann@t-online.de

Bayern

Netzwerk LEBHAFT
Raum: Landsberg
Patientengruppe: Kinder, Jugendliche und Erwachsene
Dr. Susanne Holtz-Joas
E-Mail: info@drjoas.de

Kompetenznetzwerk ADHS München / Oberbayern
Raum: München / Oberbayern
Patientengruppe: Kinder, Jugendliche und Erwachsene
Funda Kayikci
E-Mail: funda.kayikci@dr-alfred.de

ADHS Netzwerk Nürnberg-Fürth-Erlangen
Raum: Nürnberg / Fürth / Erlangen
Patientengruppe: Kinder, Jugendliche und Erwachsene
Philip Höhn
E-Mail: philip.hoehn@web.de

Berlin

ADHS-Arbeitskreis Berlin
Patientengruppe: Kinder und Jugendliche
Dr. Nurgül Atas
E-Mail: info@kinderpsychiatrie-tegel.de

Hamburg

Hamburger Arbeitskreis ADHS / ADS e. V.
Raum: Hamburg
Patientengruppe: Kinder und Jugendliche
Dr. Ulrike Ancker
E-Mail: info@hamburger-arbeitskreis-ads.de
Elke Kröhner
E-Mail: nachricht@ads-coaching.info

Kompetenznetzwerk Hamburg ADS / ADHS bei Erwachsenen (KNW HH ADS / ADHS)
Raum: Hamburg
Patientengruppe: Erwachsene
Dr. Claudia Knaus
E-Mail: c.knaus@asklepios.com

Hessen

Interdisziplinäre Arbeitsgemeinschaft zur Diagnostik und Therapie der adulten ADHS
Raum: Hadamar
Patientengruppe: Erwachsene
PD Dr. Peter Wehmeier
E-Mail: peter.wehmeier@vitos-weil-lahn.de

Arbeitskreis ADHS Nordhessen
Raum: Nordhessen
Patientengruppe: Kinder, Jugendliche und Erwachsene
Susanne Blossey
E-Mail: ads-beratung@kinderschutzbund-kassel.de
und verwaltung@kinderschutzbund-kassel.de

ADHS-Netz Südhessen
Raum: Südhessen
Patientengruppe: Kinder und Jugendliche
Dr. Anna Grzbiela
E-Mail: anna.grzbiela@vitos-riedstadt.de

ADHS-Netz Wiesbaden / Rheingau / Taunus
Raum: Wiesbaden / Rheingau / Taunus
Patientengruppe: Kinder und Jugendliche
Dr. Michael Einig
E-Mail: praxis.einig@kjp4you.de

Mecklenburg-Vorpommern

Kompetenznetzwerk ADHS-MV e.V.
Raum: Mecklenburg-Vorpommern
Patientengruppe: Kinder, Jugendliche und Erwachsene
Dr. Ines Fischer
E-Mail: dr.i.fischer@t-online.de

Niedersachsen

ADHS-Netz Hannover und Region
Raum: Hannover
Patientengruppe: Kinder, Jugendliche und Erwachsene
Rudolf Hanke

E-Mail: entwicklung@rhanke.com
Gerda Borger
E-Mail: gerda.borger@t-online.de

Nordrhein-Westfalen

ADHS-Netzwerk Region Aachen
Raum: Aachen
Patientengruppe: Kinder, Jugendliche und Erwachsene
Herta Bürschgens
E-Mail: adhsde.buerschgens@gmx.de

Bochumer ADHS-Kompetenznetz
Raum: Bochum
Patientengruppe: Kinder und Jugendliche
Dr. Maik Herberhold
E-Mail: adhs-bo@t-online.de

ADHS-Netzwerk Hochsauerland-Hochstift
E-Mail: adhs-netzwerk@wkl-lwl.org
Raum: Hochsauerland
Patientengruppe: Kinder und Jugendliche
Dr. Falk Burchard
E-Mail: falk.burchard@lwl.org
Benedikt Müller
E-Mail: benedikt.mueller@lwl.org

ADHS-Arbeitskreis Düren
Raum: Düren
Patientengruppe: Kinder und Jugendliche
Dr. Bodo Müller
E-Mail: bmueller.smh-dn@ct-west.de

Regionales Netzwerk AD(H)S Gladbeck
Raum: Gladbeck
Patientengruppe: Kinder, Jugendliche und Erwachsene
Tanja Aldiek
E-Mail: t.aldiek@arcor.de

ADHS Kompetenznetz Dorsten
Raum: Dorsten, Recklinghausen
Patientengruppe: Kinder, Jugendliche und Erwachsene
Dr. Ralph Meyers
E-Mail: ralph.meyers@hotmail.com

ADHS Kompetenznetz im Kreis Minden-Lübbecke
Raum: Minden-Lübbecke
Patientengruppe: Kinder und Jugendliche
Doreen Evans
E-Mail: d.evans@minden-luebbecke.de

Kompetenznetzwerk ADHS Oberhausen und Umgebung (KOOB ADHS)
Raum: Oberhausen und Umgebung
Patientengruppe: Kinder und Jugendliche
Dr. Anke Looijen
E-Mail: looijen@arcor.de

ADHS-Netz Rösrath
Raum: Rösrath und Umgebung
Patientengruppe: Kinder und Jugendliche
Dr. Josef Kirchner
E-Mail: anfrage@kjp-roesrath.de

Kindertherapeuten-Netzwerk Viersen
Raum: Viersen
Patientengruppe: Kinder und Jugendliche
Dr. Ulrich Umpfenbach
E-Mail: info@kinderarzt-umpfenbach.de

Sachsen

ADHS-Netz Chemnitz
Raum: Chemnitz
Patientengruppe: Kinder, Jugendliche und Erwachsene
Antje Albert
E-Mail: antje@ergotherapie-albert.de
Anja Peters
E-Mail: info@izh-chemnitz.de

ADHS-Netzwerk Erzgebirge e. V.
Raum: Erzgebirge
Patientengruppe: Kinder und Jugendliche
PD Dr. med. habil. Jürgen Prager
E-Mail: info@adhs-erzgebirge.de

ADHS-Netzwerk-Mittelsachsen
Raum: Mittelsachsen
Patientengruppe: Kinder, Jugendliche und Erwachsene
Peggy Behring-Mothes
E-Mail: adhsmittelsachsen@t-online.de

Netzwerk für AD(H)S Zwickau
www.adhs-zwickau.de
Raum: Zwickau, Zwickau Land, Westsachsen
Patientengruppe: Kinder, Jugendliche und Erwachsene

Schleswig-Holstein

Villa Paletti Qualitätszirkel
Raum: Flensburg
Patientengruppe: Kinder und Jugendliche
Heinz-Georg Loeffler
E-Mail: heinz.georg.loeffler@gmx.de

Thüringen

ADHS-Netzwerk Gotha
Raum: Gotha
Patientengruppe: Kinder und Jugendliche
Andrea Silz
E-Mail: adhsnetzwerkgotha@web.de
Jens Rothhagen
E-Mail: j.rothhagen@kujmed-whs.de

Österreich

Öffentliches Gesundheitsportal Österreichs
www.gesundheit.gv.at/krankheiten/psyche/adhs/inhalt
E-Mail: post@sozialministerium.at
Tel.: 01/71100-0
Unabhängige Informationen zu den Themen Gesundheit und Krankheit.

Schweiz

adhs20+

www.adhs20plus.ch

E-Mail: info@adhs20plus.ch

Info- und Beratungsstelle für Erwachsene mit ADHS. Mit Online-ADHS-Test, ob eine Abklärung durch einen Spezialisten sinnvoll wäre.

Schweizerische Fachgesellschaft ADHS

www.sfg-adhs.ch

E-Mail: sekretariat@sfg-adhs.ch

Verein von Ärzten, Psychologinnen und anderen Fachpersonen, die sich beruflich mit ADHS auseinandersetzen.

Selbsthilfegruppen und Vereine

Deutschland

ADHS Deutschland e. V.: Selbsthilfe für Menschen mit ADHS

www.adhs-deutschland.de

Tel.: 030/85 605 902

Mannigfache Informationen zu vielen Aspekten rund um ADHS. Zusätzlich eine Online-Selbsthilfegruppe für Mitglieder, die an keiner lokalen Gruppe teilnehmen können oder wollen. Außerdem eine Beratung per Telefon (verschiedene Ansprechpartner unter www.adhs-deutschland.de/Home/Unser-Angebot/Telefonberatung.aspx) oder E-Mail (email-beratung@adhs-deutschland.de).

TOKOL e. V.

www.tokol.de

Umfangreiche Informationen zu ADHS und den Begleiterscheinungen. Mit Berichten von Betroffenen und Kurzfassungen zu Fachartikeln zum Themenkomplex.

Juvemus: Vereinigung zur Förderung von Kindern und Erwachsenen mit Teilleistungsschwächen e. V.

www.juvemus.de

Erfahrungs- und Informationsaustausch von Betroffenen und allen, die sie begleiten. Mit Treffen in Regionalgruppen (eine aktuelle Liste der Gruppen finden Sie unter www.juvemus.de/regionalgruppen.html) und telefonischer Beratung (verschiedene Gesprächspartner unter www.juvemus.de/beratungsstellen.html).

Deutsche Arbeitsgemeinschaft Selbsthilfegruppen e. V.

www.dag-shg.de

E-Mail: verwaltung@dag-shg.de

Tel.: 030/8 934 014

NAKOS: Nationale Kontakt- und Informationsstelle zur Anregung und Unterstützung von Selbsthilfegruppen

www.nakos.de

E-Mail: selbsthilfe@nakos.de

Tel.: 030/31 018 960

Österreich

Adapt: Arbeitsgruppe zur Förderung von Personen mit ADHS

www.adapt.at

E-Mail: kontakt@adapt.at

Informationen für Betroffene, Kindergärten und Schulen. Mit regelmäßigen Elterntreffen online.

Regionale Selbsthilfegruppen:

Burgenland

ADHS-Selbsthilfegruppe
Eisenstadt
Tel.: 0664/603 944 112

Kärnten

Das andere Kind – Hyperaktivitätssyndrom
E-Mail: selbsthilfe.kaernten@aon.at
Tel.: 04358/28 011

Oberösterreich

Verein und Selbsthilfegruppe für Kinder, Jugendliche und Erwachsene mit ADS und ADHS
E-Mail: office@hyperaktivekinder.at
Tel.: 0660/6 515 295

Salzburg

Selbsthilfegruppe für Eltern von ADHS-Kindern
E-Mail: selbsthilfe@salzburg.co.at
Tel.: 0662/8 889 258

ADHS / ADS-Erwachsene Salzburg
Tel.: 0676 / 7 993 555

Steiermark

Verein für «das andere Kind»
E-Mail: g.bernsteiner@hotmail.com
Tel.: 03 118/2 941

Elterntreffpunkt ADHS-Kinder
E-Mail: elterntreffpunkt-adhs-kinder@hiway.at
Tel.: 0664/2 776 778

Tirol

Selbsthilfegruppe für Betroffene und Angehörige in Innsbruck
E-Mail: selbsthilfe.tirol@tirol.at
Tel.: 0512/205 762

Voralberg

Selbsthilfe Vorarlberg
E-Mail: info@selbsthilfe-vorarlberg.at
Tel.: 05572/26 374

AD(H)S Elterntreffen
E-Mail: ad-h-s@iplace.at
Tel.: 05556/77 281

Schweiz

ADHS-Organisation elpos Schweiz
www.adhs-organisation.ch
E-Mail: info@elpos.ch
Tel.: 031/3 520 015
Informationen zu ADHS, Veranstaltungen on- und offline, telefonische Beratung und Gesprächsgruppen über die Regionalvereine sowie Online-Gesprächsgruppen (Termine unter www.adhs-organisation.ch/angebote/gespraechsgruppen/).

Regionalvereine

elpos Bern
E-Mail: bern@elpos.ch
Tel.: 031/3 055 255

elpos Nordwestschweiz
E-Mail: nordwestschweiz@elpos.ch
Tel.: 061/3 022 066

elpos Ostschweiz
E-Mail: ostschweiz@elpos.ch
Tel.: 071/2 223 090

elpos Zentralschweiz
E-Mail: zentralschweiz@elpos.ch
Tel.: 041/3 705 101

elpos Zürich
E-Mail: zuerich@elpos.ch
Tel.: 044/3 118 520

Webseiten, Podcasts und Blogs

adapter Podcast
www.adapter.fm
Zwei Folgen befassen sich mit dem Thema ADHS aus Sicht von drei Betroffenen.

ADHS-Elterntrainer
https://adhs.aok.de/
Ein anonymes und kostenloses Training für Eltern, die ihre Erziehungskompetenz zeitlich flexibel erweitern möchten.

ADHS Family Podcast
www.adhshilfe.net/podcast/
Website von Anna Maria Sanders, Mutter eines Sohnes mit ADHS und Autorin der «Max»-Bücher. Mit Blog und Podcast zum Neuesten aus der AD(H)S-Forschung, Interviews mit Experten und Betroffenen sowie Tipps und Tricks zur Erleichterung des Alltags.

AD(H)S – Leben zwischen Reizüberflutung und Langeweile
https://kite.link/istdasnochgesund-adhs
Folge des Gesundheitspodcasts der Techniker Krankenkasse zum Thema ADHS.

ADHSpedia
www.adhspedia.de
Umfangreiche Sammlung von Artikeln zum Thema ADHS im Stil von Wikipedia.

ADHS-Talk-Schweiz

www.adhs-talk-schweiz.net

Ein Forum für den geschützten Austausch unter betroffenen Erwachsenen sowie Angehörigen und Bezugspersonen von Kindern und Jugendlichen mit ADHS.

ADHS und Frauen

www.adhd-women.eu/de/

Weil bei Frauen seltener ADHS diagnostiziert wird, sind sich viele nicht bewusst, dass ihre Probleme daher rühren. Diese Website setzt den Fokus auf Mädchen und Frauen mit ADHS.

ADS-Hyperaktivität

www.ads-hyperaktivitaet.de/index.html

Website der Elterngruppe Frankfurt/Main mit Informationen, Erfahrungen und Tipps.

ADxS.org

www.adxs.org

Eine geordnete Zusammenstellung der wissenschaftlichen und medizinischen Erkenntnisse zu ADHS.

www.krankenkassenzentrale.de/wiki/ads-adhs

Grundlegende Informationen der Krankenkassenzentrale.

ADHS-Infoportal

www.adhs-infoportal.de

Informationen der MEDICE Arzneimittel Pütter GmbH & Co. KG.

Jung und Freudlos – Dein Podcast aus der Psychiatrie
https://juf.podigee.io/21-adhs-erwachsene
Eine Folge über ADHS aus der Klinik für Psychiatrie und Psychotherapie der Universitätsklinik Freiburg.

Mehr vom Tag
www.mehr-vom-tag.de
Eine Informationsseite zum Thema der Janssen-Cilag GmbH, die zum Pharmakonzern Johnson & Johnson gehört.

Ratgeber ADHS: Das Infoportal für Erwachsene mit ADHS
www.adhs-ratgeber.com
Informationen und Tipps in schriftlicher Form und als Podcasts.

Ratgeber ADHS: Das Infoportal für Eltern
www.adhs-ratgeber-eltern.com
Informationen und Tipps in schriftlicher Form und als Podcasts.

Takeda-ADHS
www.takeda-adhs.de
Informationsseite der Takeda Pharma Vertrieb GmbH & Co. KG.

Apps

ADHS-KIDS
Hilfen, Tipps und Methoden in kurzen Merksätzen für Eltern. Mit Tagebuchfunktion. Für Android und iOS.

AUTHARK (App-Unterstützte THerapieARbeit für Kinder)
Mehrere Funktionen wie Video-Tagebuch, Aufgabenerinnerung und Training für betroffene Kinder. Für Android und iOS.

Zeitschriften

elpost
Mitgliedermagazin der Schweizer ADHS-Organisation elpos mit neuen Erkenntnissen aus Forschung und Praxis und Einblicke in den Alltag von Menschen mit ADHS.
www.adhs-organisation.ch/angebote/publikationen/elpost/

juvemus
Zeitschrift von juvemus – Vereinigung zur Förderung von Kindern und Erwachsenen mit Teilleistungsschwächen. Informationen rund um ADHS, aus Wissenschaft und Forschung sowie zu aktuellen Büchern.
www.juvemus.de/abonnement-zeitschrift.html

***neue* AKZENTE**
Zeitschrift des Vereins ADHS Deutschland e.V. mit Nachrichten aus Wissenschaft, Medizin und Therapie, Neues aus den Selbsthilfegruppen und Buchrezensionen.
www.adhs-deutschland.de/Home/Unser-Angebot/Zeitschrift/neue-AKZENTE.aspx

Coaching

Der Verein ADHS Deutschland e.V. bietet Coaches für Eltern, Lehrer und Betroffene.
www.adhs-deutschland.de/Home/Unser-Angebot/Coach.aspx

Ausgewählte Literatur

Über ADHS und das Leben damit ist eine derartige Fülle von Literatur erschienen, dass die nachfolgende Auflistung bei Weitem nicht vollständig sein kann. Die aufgenommenen Bücher sind nach den Zielgruppen zusammengefasst. Da viele Werke jedoch eine breitere Leserschaft ansprechen, beispielsweise betroffene Erwachsene und Therapeutinnen und Therapeuten, ist es sinnvoll, wenn Sie auch in den anderen Kategorien nachsehen, ob das ein oder andere Buch für Sie geeignet ist.

Über diese Liste hinaus finden Sie Buchempfehlungen und -besprechungen auch auf den Webseiten des Vereins ADHS Deutschland e.V.:

www.adhs-deutschland.de/Home/Unser-Angebot/Buchempfehlungen.aspx

Kostenloses Material

ADHS – Symptome, Diagnose, Behandlung
Eine Broschüre der Bundeszentrale für gesundheitliche Aufklärung, die Eltern, Fachkräfte an Kitas und Lehrerinnen und Lehrer über ADHS informiert.
Erhältlich unter:
www.bzga.de/infomaterialien/kinder-und-jugendgesundheit/adhswas-bedeutet-das/

ADHS – Ein Ratgeber für Eltern und Interessierte
Ein Ratgeber, den das Pharmaunternehmen Eli Lilly zusammen mit der österreichischen Selbsthilfegruppe Adapt erstellt hat.
Zum Download unter:
https://patienten-broschueren.at/wp-content/uploads/2018/02/ADHS_Ratgeber.pdf

Bücher für Kinder

Monika Blaser
Wie aus dem kleinen Kater Leo ein Löwe wurde: Eine Selbstwert stärkende Geschichte für Kinder mit ADHS
Books on Demand, 2. Auflage, 2014
Eine Geschichte, um das Selbstwertgefühl eines Kindes mit ADHS zu stärken und seinen Eltern grundlegende Informationen zu vermitteln. Für Kinder ab 5 Jahren.

Swetlana Bert und Ralf-Erik Ebert
Herzlichen Glückwunsch zu ADHS!
Books on Demand, 2012
Ein Buch von zwei Erwachsenen mit ADHS, die altersgerecht Kindern ab 10 Jahren erklären, dass es auch Vorteile hat, besonders schnell zu sein.

Anja Freudiger
Mein großer Bruder Matti: Kindern ADHS erklären
BALANCE Buch + Medien Verlag, 2. Auflage, 2012
Julius bewundert seinen großen Bruder Matti und erfährt, wieso Matti häufig Ärger mit anderen hat. Ein erklärendes Buch für Kinder ab 5 Jahren.

Maria Hageneder und Karoline Neubauer
Ratzfatz: Vom Zappeln, Wuseln, Wetzen und Flitzen
Tyrolia, 2017
Das hyperschnelle Wiesel Ratzfatz lernt, dass schnell zu sein eine tolle Sache ist, es manchmal aber besser passt, ein bisschen ruhig und konzentriert zu sein. Für Kindergartenkinder.

Ulrike Schäfer
Tim Zippelzappel und Philipp Wippelwappel: Eine Geschichte für Kinder mit ADS/ADHS-Syndrom
Hogrefe, 2. Auflage, 2017
Ein Informationsbüchlein für Kinder ab 8 Jahren, in dem sich zwei Jungen per E-Mail miteinander austauschen.

Friederike Zais, Charlotte Michalak, Maren Rumpf, Maylien Schulte
Zappel-Zirkus Zacharias
Hogrefe, 2018
Die Geschichte vom Zirkuselefanten Enno, dem lauter Missgeschicke passieren, weil er so zappelig ist. Für Kinder im Grundschulalter.

Hanna Zeyen
Phil, der Frosch: Ein Buch für Kinder mit ADHS, ihre Freundinnen und Freunde und alle, die sie gern haben
Hogrefe, 2016
Phil, der Frosch, hat das Gefühl, dass ein Hase in ihm herumhoppelt. Als er seiner Mutter davon erzählt, findet sie Jemanden, der ihm beibringt, wie er mit dem Hasen umgehen kann. Für Kinder im Grundschulalter.

Bücher für Jugendliche

Adam Alfred, Stefanie Eiden, Klaus W. Heuschen, Astrid Neuy-Bartmann
MyADHS.com
Books on Demand, 2013
www.myadhs.com
Dieses Buch gibt es in gedruckter Form oder als kostenlose Internetseite. Es vermittelt betroffenen Jugendlichen und jungen Erwachsenen kurz und verständlich das Wissen zu ADHS und gibt Tipps für den Alltag.

Elisabeth Aust-Claus und Petra-Marina Hammer
ADS – TopFit beim Lernen
OptiMind Media, 6. Auflage, 2011
Eine Bedienungsanleitung für das Gehirn und ein Trainingsprogramm, mit dem Kinder und Jugendliche ab der 5. Klasse lernen, dem Fehlerteufel das Handwerk zu legen.

Bücher für Eltern, Verwandte und Lehrer

Elisabeth Aust-Claus, Petra-Marina Hammer
Das ADS-Buch: Neue Konzentrationshilfen für Zappelphilippe und Träumer: Das OptiMind®-Konzept
ObersteBrink, 21. Auflage, 2020
Vorstellung des OptiMind®-Konzepts zur Therapie des Aufmerksamkeits-Defizit-Syndroms. Mit Fallbeispielen, Checklisten und Anleitungen.

Udo Baer und Waltraut Barnowski-Geiser
Jetzt reden wir! Diagnose AD(H)S und was die Kinder wirklich fühlen
Beltz, 2009
Berichte von Betroffenen im Alter von 5 bis 39 Jahren zeigen aus erster Hand, was in einem Kopf mit ADHS abläuft.

Russell A. Barkley
Das große ADHS-Handbuch für Eltern: Verantwortung übernehmen für Kinder mit Aufmerksamkeitsdefizit und Hyperaktivität
Hogrefe, 4. Auflage, 2021
Klassisches Werk jenes Mannes, der mehr als jeder andere für die Anerkennung von ADHS als reales, biologisch basiertes, erbliches Leiden getan hat.

Armin Born und Claudia Oehler
«Gemeinsam wachsen» – der Elternratgcbcr ADHS: Vcrhaltensprobleme in Familie und Schule erfolgreich meistern
Kohlhammer, 2. Auflage, 2021
Der Ratgeber baut auf Grundkonzepte der Verhaltenstherapie auf und vermittelt neben konkreten Maßnahmen auch Strategien für eigene, kreative Lösungen.

Manfred Döpfner und Stephanie Schürmann
Wackelpeter und Trotzkopf: Hilfen für Eltern bei ADHS-Symptomen, hyperkinetischem und oppositionellem Verhalten
Beltz, 5. Auflage, 2017
Ein 16-stufiger Elternleitfaden für Eltern, die eigenständig den Familienalltag entlasten wollen.

Manfred Döpfner, Jan Frölich und Tanja Wolff Metternich-Kaizman

Ratgeber ADHS: Informationen für Betroffene, Eltern, Lehrer und Erzieher zu Aufmerksamkeitsdefizit-/Hyperaktivitätsstörungen

Hogrefe, 3. Auflage, 2019

Grundlegende Informationen über ADHS kompakt und verständlich zusammengefasst.

Ruth Huggenberger

ADHS in der Familie: Strategien für den Alltag

Hogrefe, 2019

Praktische Tipps und Strategien für die erfolgreiche Gestaltung des familiären Alltags.

Gerald Hüther und Helmut Bonney

Neues vom Zappelphilipp: ADS verstehen, vorbeugen und behandeln

Beltz, 6. Auflage, 2012

Informationen zu ADS und die Methode, die Aufmerksamkeit der Kinder durch gemeinsame Projekte zu lenken.

Claudia Kinnen, Christiane Rademacher, Manfred Döpfner

Wackelpeter & Trotzkopf in der Pubertät: Wie Eltern und Jugendliche Konflikte gemeinsam lösen können

Beltz, 2015

Ein Elternleitfaden für die besonders schwierige Phase der Pubertät.

Astrid Neuy-Bartmann
ADHS – Erfolgreiche Strategien für Erwachsene und Kinder
Klett-Cotta, 9. Auflage, 2019
ADHS über den gesamten Lebenslauf, von der Kindheit bis zum Erwachsenen, und wie sich die Symptome entwickeln.

Uta Reimann-Höhn
AD(H)S in der Pubertät: Jugendliche stärken und Krisen meistern
Herder, 2016
Während der Pubertät können sich die Probleme aufgrund eines ADHS noch verstärken. Das Buch beschreibt Situationen, Konflikte und mögliche Wege, mit ihnen umzugehen.

Stefanie Rietzler und Fabian Grolimund
Erfolgreich lernen mit ADHS: Der praktische Ratgeber für Eltern
Hogrefe, 3. Auflage, 2019
Strategien und Tipps aus der Praxis, wie Eltern ihrem Kind helfen können, die Anforderungen der Schule zu meistern.

Anna Maria Sanders
Ich dreh gleich durch! Tagebuch eines ADHS-Kindes und seiner genervten Leidensgenossen
Gütersloher Verlagshaus, 5. Auflage, 2016
Max hat ADHS und schreibt seine Erlebnisse in einem Tagebuch nieder. Aber auch die Menschen um ihn herum erzählen, wie sie die Situationen erleben. Und alles mit einer guten Prise Humor.

Anna Maria Sanders
Schon wieder hat Max ...: Therapie, Medikation und andere komische Wörter
Books on Demand, 2. Auflage, 2019
Der zweite Band, in dem sich Max und die anderen von der Seele schreiben, was sie erleben und wie sie es empfinden. Dieses Mal mit den Schwerpunkten Diagnose und Therapie – und wieder mit viel Humor.

Helga Simchen
ADS. Unkonzentriert, verträumt, zu langsam und viele Fehler im Diktat: Diagnostik, Therapie und Hilfen für das hypoaktive Kind
Kohlhammer, 11. Auflage, 2021
Umfassender Überblick über ADS, die Begleiterscheinungen und Therapien.

Helga Simchen
AD(H)S – Hilfe zur Selbsthilfe: Lern- und Verhaltensstrategien für Schule, Studium und Beruf
Kohlhammer, 2. Auflage, 2020
Ein eher sachlich gehaltenes Buch mit Informationen und erprobten Strategien, um das Leistungsvermögen und Sozialverhalten zu verbessern.

Helga Simchen
Die vielen Gesichter des AD(H)S: Begleit- und Folgeerkrankungen richtig erkennen und behandeln
Kohlhammer, 5. Auflage, 2020
Informationen zu den häufigen Begleiterscheinungen von ADHS wie Legasthenie und Dyskalkulie, motorische Beeinträchtigungen, Tics, Depressionen und Suchtanfälligkeit.

Bücher für Erwachsene mit ADHS

Roberto D'Amelio, Wolfgang Retz, Alexandra Philipsen und Michael Rösler
ADHS im Erwachsenenalter: Strategien und Hilfen für die Alltagsbewältigung
Kohlhammer, 2. Auflage, 2021
Ein Ratgeber, welche Ressourcen mit ADHS zur Verfügung stehen und welche Strategien zum Selbstmanagement die Aufmerksamkeit, Selbstorganisation, Selbstkontrolle und Selbstbeherrschung steigern.

Christine Beerwerth
Suche dir Menschen, die dir guttun: Coaching für Erwachsene mit ADS
Herder, 2013
Wie funktioniert Coaching? Was kann ein Coach leisten, welche Hilfe bietet sie oder er?

Gil Borms, Steven Stes und Ria Van Den Heuvel
Chaosqueen und Traumtänzer: Ein Ratgeber für Erwachsene mit ADHS
Patmos, 2. Auflage, 2020
Der Ratgeber richtet sich an Erwachsene mit ADHS, aber auch an ihre Partner und das Umfeld.

Russell A. Barkley und Christine M. Benton
Das große Handbuch für Erwachsene mit ADHS
Hogrefe, 2. Auflage, 2017
Praktische Anleitungen mit Fallbeispielen und einfachen Techniken, um mehr Kontrolle über die eigenen Emotionen zu erlangen und das Leben besser zu organisieren.

Dieter Claus, Elisabeth Aust-Claus und Petra-Marina Hammer
Das ADS-Erwachsenen-Buch: Aufmerksamkeits-Defizit-Syndrom. Neue Konzentrations- und Organisationshilfen für Ihr Berufs- und Privatleben
ObersteBrink, 2005
Tipps und Anleitungen für Erwachsene mit ADS, um das eigene Leben besser zu meistern.

Lisa Geuecke
ADHS im Erwachsenenalter: Ein Ratgeber für Betroffene, Angehörige und Ergotherapeuten
Schulz-Kirchner, 2016
Neben einer Einführung zu den Hintergründen bietet das Buch Vorschläge zur Bewältigung des Alltags.

Nina Baer, Peter Kirsch
Alles nach Plan: ADHS im Erwachsenenalter meistern
Beltz, 2012
Ein Patientenbuch mit Informationen und Tipps zur Selbsthilfe.

Tina Horlitz, Astrid Schütz
ADHS: Himmelweit und unter Druck: Ressourcen und Stressbewältigung für betroffene Erwachsene und Jugendliche
Springer, 2015
Das Buch vermittelt mithilfe eines Fallbeispiels allgemeine Informationen zu ADHS im Erwachsenenalter und schlägt in einem zweiten Teil Strategien zur Stressbewältigung vor.

Cordula Neuhaus
Lass mich, doch verlass mich nicht: ADHS und Partnerschaft
dtv, 6. Auflage, 2005
Wodurch ADHS Beziehungen belastet und auf welche Weise dennoch eine Partnerschaft möglich ist.

Elisabeth Nyberg, Maria Hofecker-Fallahpour und Rolf-Dieter Stieglitz
Ratgeber ADHS bei Erwachsenen: Informationen für Betroffene und Angehörige
Hogrefe, 2013
Welche Symptome ADHS bei Erwachsenen zeigt, wie diese sich entwickeln, wie sie diagnostiziert und therapiert werden.

Doris Ryffel-Rawak
ADHS bei Erwachsenen: Betroffene berichten aus ihrem Leben
Huber, 2. Auflage, 2007
22 Fallbeispiele aus der Praxis der Autorin.

Doris Ryffel-Rawak
Wir fühlen uns anders! Wie betroffene Erwachsene mit ADS/ADHS sich selbst und ihre Partnerschaft erleben
Hogrefe, 3. Auflage, 2016
Berichte Betroffener zum Fühlen mit ADHS, zu Kreativität, zu Konflikten in Partnerschaft und Familie sowie zu Diagnose und Therapie.

Doris Ryffel-Rawak
ADHS bei Frauen – den Gefühlen ausgeliefert
Hogrefe, 4. Auflage, 2017
Anhand der Geschichten mehrerer Frauen mit ADHS zeigt das Buch, wie sich die Störung speziell bei Frauen zeigt und wie sie damit umgehen.

Ulrike Schäfer, Eckart Rüther
ADHS im Erwachsenenalter: Ein Ratgeber für Betroffene und Angehörige
Hogrefe, 2005
Eine Übersicht von den Symptomen über Therapien bis zu Tipps zum Selbstmanagement.

Mina Teichert
Neben der Spur, aber auf dem Weg: Warum ADS und ADHS nicht das Ende der Welt sind
Eden Books, 2017
Ein Erfahrungsbericht, wie es ist, mit ADS zu leben und die Diagnose erst im Erwachsenenalter zu bekommen. Witzig und beklemmend zugleich geschrieben.

Fachliteratur

Leitlinien zu Diagnostik und Therapie
Das zentrale adhs-netz stellt auf seiner Website die deutschen Leitlinien, wie sie die Arbeitsgemeinschaft der Wissenschaftlichen Medizinischen Fachgesellschaften e.V. (AWMF) im Jahr 2018 erstellt hat, sowie die europäischen Leitlinien des National Institute for Health and Care Excellence (NICE) und des European Network for Hyperkinetic Disorders (EUNETHYDIS) zur Verfügung.
www.zentrales-adhs-netz.de/fuer-therapeuten/leitlinien-zu-diagnostik-und-therapie/
Die Revisionen 10 und 11 der ICD sind auf den Seiten der WHO einzusehen.
https://icd.who.int
Das Bundesinstitut für Arzneimittel und Medizinprodukte informiert auf seiner Website über den Stand der ICD-Revision in Deutschland.
www.dimdi.de/dynamic/de/klassifikationen/icd/icd-11/

Roberto D'Amelio, Wolfgang Retz, Alexandra Philipsen und Michael Rösler
Psychoedukation und Coaching ADHS im Erwachsenenalter: Manual zur Leitung von Patienten- und Angehörigengruppen
Urban & Fischer/Elsevier, 2008
Ein achtstufiges Konzept zum Coaching von Erwachsenen mit ADHS. Eine Kurzfassung des Konzepts wurde im ADHS Report 37 (11): 5–9 veröffentlicht und ist online abrufbar unter:

www.uniklinikum-saarland.de/fileadmin/UKS/Einrichtungen/Kliniken_und_Institute/Medizinische_Kliniken/Innere_Medizin_IV/Patienteninfo/Psychologe/ADHSCoachingARTIKEL.pdf

Birgit Boekhoff
Stärken nutzen, Schwächen managen
ergopraxis 2013; 6 (10); S. 26–32
Die Autorin stellt in diesem Artikel das von ihr entwickelte ADHS-Coaching vor.

Thomas E. Brown
ADHS bei Kindern und Erwachsenen – eine neue Sichtweise
Hogrefe, 2018
Anhand von Forschungsergebnissen legt der Autor dar, wieso er ADHS als eine Entwicklungsstörung ansieht und nicht als Verhaltensstörung.

Gerhild Drüe
ADHS kontrovers: Betroffene Familien im Blickfeld von Fachwelt und Öffentlichkeit
Kohlhammer, 2006
Ein Buch über die Erfahrungen von Eltern im Umgang mit der «normalen» Umgebung und die Sicht der Fachwelt auf ADHS.

Marc-Andreas Edel, Wolfgang Vollmoeller
Aufmerksamkeitsdefizit-/Hyperaktivitätsstörung bei Erwachsenen
Springer, 2006
Eine Einführung in ADHS bei Erwachsenen.

Birte Gebhardt
Mit ADHS vom Kindergarten in die Schule: Wie Eltern den Übergang erleben
Springer VS, 2015
Eine Dissertation zur Wechselphase in den Schulalltag.

Regine Hinkelmann
Coach statt Couch? Ein Konzept für die Beratung von Klienten mit ADHS-Symptomen
Coaching-Magazin 2 (2016)
Ein sechsphasiges Konzept, um erwachsenen Betroffenen den Alltag zu erleichtern.

Rudolf Kemmerich
ADHS von A bis Z: Kompaktes Praxiswissen für Betroffene und Therapeuten
Kohlhammer, 2017
Kein reines Nachschlagewerk, sondern ausführliche Erläuterungen inklusive Praxistipps.

Martin D. Ohlmeier, Mandy Roy (Hrsg.)
ADHS bei Erwachsenen – ein Leben in Extremen: Ein Praxisbuch für Therapeuten und Betroffene
Kohlhammer, 2. Auflage, 2020
Ein Multiautorenwerk, das aktuelle Forschungsergebnisse zu ADHS und einige besondere Aspekte wie Suchtgefahr, Autismus und Kreativität mit ADHS beschreibt.

Michael Rösler, Wolfgang Retz und Alexander von Gontard (Hrsg.)
Soziale Folgen der ADHS: Kinder – Jugendliche – Erwachsene
Kohlhammer, 2013
Die Auswirkungen von ADHS bei der Berufswahl, im Straßenverkehr, (Computerspiel-)Sucht, strafrechtliche Verantwortlichkeit und spezielle therapeutische Aspekte.

Nina Spröber, Anne Brettschneider, Lilo Fischer, Jörg M. Fegert und Jasmin Grieb
SAVE – Strategien für Jugendliche mit ADHS: Verbesserung der Aufmerksamkeit, Verhaltensorganisation und Emotionsregulation
Springer, 2013
Ein Trainingsprogramm in zehn Sitzungen, um die Kompetenzen in den Kernbereichen Aufmerksamkeit, Verhaltensorganisation und Emotionsregulation zu steigern.

Ausgewählte Literatur und Fachartikel

Einführung

Barkley, Russell A. «Reduced Life Expectancy in ADHD» (Interview) *Carlat Child Psychiatry Report*, Januar 2020.

Kapitel 1: Die ganze Vielfalt

Barkley, Russell A. «When an Adult You Love Has ADHD: Professional Advice for Parents, Partners, and Siblings.» Washington, DC: American Psychological Association Press, 2016.

Biederman, J., Faraone, S. V., Mick, E., Spencer, T., Wilens, T., Kiely, K. et al. «High risk for attention deficit hyperactivity disorder among children of parents with childhood onset of the disorder: a pilot study.» *Am J Psychiatry*, 1995; 152: 431–435.

Faraone, S. V., Perlis, R. H., Doyle, A. E., Smoller, J. W., Goralnick, J. J., Holmgren, M. A. et al. «Molecular genetics of attention-deficit/hyperactivity disorder.» *Biol Psychiatry*, 2005; 57: 1313–1323.

Hedden, T. und Gabrieli, J. D. E. «The Ebb and Flow of Attention in the Human Brain.» *Nature Neuroscience*, 2006; 9: 863–865. www.nature.com/articles/nn0706-863

Jackson, Maggie. «Distracted: Reclaiming Our Focus in a World of Lost Attention.» Amherst, NY: Prometheus Books, 2018.

Matlen, Terry. «The Queen of Distraction: How Women with ADHD Can Conquer Chaos, Find Focus, and Get More Done.» Oakland, CA: New Harbinger, 2014.

Poole, Jim. «Flipping ADHD on Its Head: How to Turn Your Child's ‹Disability› into Their Greatest Strength.» Austin, TX: Greenleaf Book Group, 2020.

Solden, Sari. «Die Chaos-Prinzessin: Frauen zwischen Talent und Misserfolg.» Forchheim: ADHS Deutschland, 7.Aufl., 2008.

Spiegelhalter, David. «Die Kunst der Statistik: Was uns Daten wirklich sagen und wie wir dies im Alltag nutzen können.» München: Redline, 2020.

Vail, Priscilla L. «Smart Kids with School Problems: Things to Know and Ways to Help.» New York: Plume, 1989. (Ein Klassiker, der nie veraltet.)

Kapitel 2: Den Dämon im Kopf verstehen

Boyatzis, R.E., Rochford, K. und Jack, A.I. «Antagonistic Neural Networks Underlying Differentiated Leadership Roles.» *Frontiers in Human Neuroscience,* 2014; 8: 114. www.frontiersin.org/articles/10.3389/fnhum.2014.00114/full

Chai, X.J., Ofen, N., Gabrieli, J.D.E. und Whitfield-Gabrieli, S. «Selective Development of Anticorrelated Networks in the Intrinsic Functional Organization of the Human Brain.» *Journal of Cognitive Neuroscience*, 2014; 26(3): 501–513. www.pubmed.ncbi.nlm.nih.gov/24188367/

Chai, X.J., Ofen, N., Gabrieli, J.D. E. und Whitfield-Gabrieli, S. «Development of Deactivation of the Default-Mode Network During Episodic Memory Formation.» *NeuroImage*, 2014; 84: 932–938. www.pubmed.ncbi.nlm.nih.gov/24064072/

Kumar, J., Iwabuchi, S.J., Völlm, B.A. und Palaniyappan, L. «Oxytocin Modulates the Effective Connectivity Between the Precuneus and the Dorsolateral Prefrontal Cortex.» *European Archives of Psychiatry and Clinical Neuroscience*, 2020; 270: 567–576. https://link.springer.com/article/10.1007/s00406-019-00989-z

Mattfeld, A. T., Gabrieli, J.D.E., Biederman, J., Spencer, T., Brown, A., Kotte, A., Kagan, E. und Whitfield-Gabrieli, S. «Brain Differences Between Persistent and Remitted Attention-Deficit/Hyperactivity Disorder.» *Brain*, 2014; 137(Pt 9): 2423–2428. www.pubmed.ncbi.nlm.nih.gov/24916335/

Raichle, Marcus. «The Brain's Default Mode Network.» *Annual Review of Neuroscience*, 2015; 38: 433–447. www.annualreviews.org/doi/10.1146/annurev-neuro-071013-014030

Tryon, Warren. «Cognitive Neuroscience and Psychotherapy: Network Principles for a Unified Theory.» Cambridge, MA: Academic Press, 2014.

Kapitel 3: Die Kleinhirn-Connection

Chevalier, N., Parent, V., Rouillard, M., Simard, F., Guay, M.-C. und Verret, C. «The Impact of a Motor-Cognitive Remediation Program on Attentional Functions of Preschoolers with ADHD Symptoms.» *Journal of Attention Disorders,* 2017; 21(13): 1121–1129. https://journals.sagepub.com/doi/abs/10.1177/1087054712468485

Guell, X., Gabrieli, J.D.E. und Schmahmann, J.D. «Embodied Cognition and the Cerebellum: Perspectives from the Dysmetria of Thought and the Universal Cerebellar Transform Theories.» *Cortex,* 2018; 100: 140–148. www.pubmed.ncbi.nlm.nih.gov/28779872/

Schmahmann, Jeremy D. «The Cerebellum and Cognition.» *Neuroscience Letters,* 2019; 688: 62–75. www.pubmed.ncbi.nlm.nih.gov/29997061/

Schmahmann, Jeremy D. «Disorders of the Cerebellum: Ataxia, Dysmetria of Thought, and the Cerebellar Cognitive Affective Syndrome.» *Journal of Neuropsychiatry and Clinical Neurosciences,* 2004; 16(3): 367–378. https://neuro.psychiatryonline.org/doi/full/10.1176/jnp.16.3.367

Schmahmann, J.D., Weilburg, J.B. und Sherman, J.C. «The Neuropsychiatry of the Cerebellum – Insights from the Clinic.» *Cerebellum,* 2007; 6(3): 254–267. https://link.springer.com/article/10.1080%2F14734220701490995

Kapitel 4: Die heilende Kraft der Verbindung

«The Adverse Childhood Experiences Study.» https://acestoohigh.com/2012/10/03/the-adverse-childhood-experiences-study-the-largest-most-important-public-health-study-you-never-heard-of-began-in-an-obesity-clinic/.

Christakis, Nicholas A., M. D., Ph. D. und Fowler, James H., Ph. D. «Connected: How Your Friends' Friends' Friends Affect Everything You Feel, Think, and Do.» Boston: Little, Brown, 2011.

Harding, Kelli. «The Rabbit Effect: Live Longer, Happier, and Healthier with the Groundbreaking Science of Kindness.» New York: Atria Books, 2020.

«How Family Dinners Improve Students' Grades.» www.ectutoring.com/resources/articles/family-dinners-improve-students-grades

Kumar, J., Iwabuchi, S.J., Völlm, B.A. und Palaniyappan, L. «Oxytocin Modulates the Effective Connectivity Between the Precuneus and the Dorsolateral Prefrontal Cortex.» *European Archives of Psychiatry and Clinical Neuroscience*, 2020; 270: 567–576. https://link.springer.com/article/10.1007/s00406-019-00989-z

Lieberman, Matthew D. «Social: Why Our Brains Are Wired to Connect.» New York: Broadway Books, 2014.

Murthy, Vivek H., M. D. *Together*: «The Healing Power of Human Connection in a Sometimes Lonely World.» New York: Harper Wave, 2020.

Rowe, John Wallis, M. D. und Kahn, Robert L., Ph. D. «Successful Aging.» New York: Pantheon, 1998.

Vaillant, George. «Triumphs of Experience: The Men of the Harvard Grant Study.» Cambridge, MA: Belknap Press of Harvard University Press, 2015.

Kapitel 5: Herausforderung gesucht

Bloom, Benjamin S. «Developing Talent in Young People.» New York: Ballantine, 1985. (Ein Klassiker.)

Brooks, David. «Charakter: Die Kunst, Haltung zu zeigen.» München: Kösel, 2015.

Hallowell, Edward M. «Shine: Using Brain Science to Get the Best from Your People.» Cambridge, MA: Harvard Business Review Press, 2011.

Kolbe, Kathy. «Conative Connection: Uncovering the Link Between Who You Are and How You Perform.» Phoenix, AZ: Kolbe Corporation, 1997.

Kapitel 6: Die ideale Umgebung

Campbell, T. Colin und Campbell, Thomas M. «China Study: Pflanzenbasierte Ernährung und ihre wissenschaftliche Begründung.» Bad Kötzting: Verlag Systemische Medizin, 4. Aufl., 2017.

Frates, Beth et al. «The Lifestyle Medicine Handbook: An Introduction to the Power of Healthy Habits.» Monterey, CA: Healthy Learning, 2018.

Maguire, Caroline. «Why Will No One Play with Me? The Play Better Plan to Help Children of All Ages Make Friends and Thrive.» New York: Grand Central Publishing, 2019.

Vaillant, George E. Aging Well: «Surprising Guideposts to a Happier Life from the Landmark Harvard Study of Adult Development.» Boston: Little, Brown, 2003.

Kapitel 7: Fokussierung und Motivation: Was Sport für uns bedeutet

Brewer, J. A., Worhunsky, P. D., Gray, J. R., Tang, Y.-Y., Weber, J. und Kober, H. «Meditation Experience Is Associated with Differences in Default Mode Network Activity and Connectivity.» *Proceedings of the National Academy of Sciences of the United States of America*, 2011; 108(50): 20254–20259. www.pubmed.ncbi.nlm.nih.gov/22114193/

Chevalier, N., Parent, V., Rouillard, M., Simard, F., Guay, M. C. und Verret, C. «The Impact of a Motor-Cognitive Remediation Program on Attentional Functions of Preschoolers with ADHD Symptoms.» *Journal of Attention Disorders*, 2017; 21(13): 1121–1129. https://journals.sagepub.com/doi/abs/10.1177/1087054712468485

Chou, C.-C. und Huang, C.-J. «Effects of an 8-Week Yoga Program on Sustained Attention and Discrimination Function in Children with Attention Deficit Hyperactivity Disorder.» *Peer J*, 2017; 5: e2883. www.pubmed.ncbi.nlm.nih.gov/28097075/

Hölzel, B. K., Carmody, J., Vangel, M., Congleton, C., Yerramsetti, S. M., Gard, T. und Lazar, S. W. «Mindfulness Practice Leads to Increases in Regional Brain Gray Matter Density.» *Psychiatry Research*, 2011; 191(1): 36–43. www.pubmed.ncbi.nlm.nih.gov/21071182/

Levin, K. «The Dance of Attention: Toward an Aesthetic Dimension of Attention-Deficit.» *Integrative Psychological and Behavioral Science*, 2018; 52(1): 129–151. https://link.springer.com/article/10.1007%2Fs12124-017-9413-7

Mailey, E. L., Dlugonski, D., Hsu, W.-W. und Segar, M. «Goals Matter: Exercising for Well-Being but Not Health or Appearance Predicts Future Exercise Among Parents.» *Journal of Physical Activity and Health*, 2018; 15(11): 857–865. https://journals.humankinetics.com/view/journals/jpah/15/11/article-p857.xml

Ratey, John J. und Hagerman, Eric. «Superfaktor Bewegung: Das Beste für Ihr Gehirn!» Kirchzarten bei Freiburg: VAK, 2013.

Suarez-Manzano, S., Ruiz-Ariza, A., De La Torre-Cruz, M. und Martínez-López, E. J. «Acute and Chronic Effect of Physical Activity on Cognition and Behaviour in Young People with ADHD: A Systematic Review of Intervention Studies.» *Research in Developmental Disabilities*, 2018; 77: 12–23. www.pubmed.ncbi.nlm.nih.gov/29625261/

Kapitel 8: Medikamente: Die große Hilfe, die alle fürchten

Alexander, Bruce K. «The Globalization of Addiction: A Study in Poverty of the Spirit.» New York: Oxford University Press, 2008.

Biederman, J., Monuteaux, M. C., Spencer, T., Wilens, T. E., MacPherson, H. A. und Faraone, S. V. «Stimulant Therapy and Risk for Subsequent Substance Use Disorders in Male Adults with ADHD: A Naturalistic Controlled 10-Year Follow-Up Study.» *American Journal of Psychiatry*, 2008; 165: 597–603. https://ajp.psychiatryonline.org/doi/10.1176/appi.ajp.2007.07091486

Cortese, S. et al. «Comparative Efficacy and Tolerability of Medications for Attention-Deficit Hyperactivity Disorder in Children, Adolescents, and Adults: A Systematic Review and Network Meta-Analysis.» *The Lancet Psychiatry*, 2018; 5(9): 727–738. www.thelancet.com/journals/lanpsy/article/PIIS2215-0366(18)30269-4/fulltext

Fay, T. B. und Alpert, M. A. «Cardiovascular Effects of Drugs Used to Treat Attention-Deficit/Hyperactivity Disorder, Part 2: Impact on Cardiovascular Events and Recommendations for Evaluation and Monitoring.» *Cardiology in Review*, 2019; 27(4): 173–178. www.pubmed.ncbi.nlm.nih.gov/30531411/

Foote, Jeffrey, Wilkens, Carrie und Kosanke, Nicole. «Beyond Addiction: How Science and Kindness Help People.» New York: Scribner, 2014.

Kolar, D., Keller, A., Golfinopoulos, M., Cumyn, L., Syer, C. und Hechtman, L. «Treatment of Adults with Attention-Deficit/Hyperactivity Disorder.» *Neuropsychiatric Disease and Treatment*, 2008; 4(2): 389–403. www.pubmed.ncbi.nlm.nih.gov/18728745/

Pollan, Michael. «Verändere Dein Bewusstsein: Was uns die neue Psychedelika-Forschung über Sucht, Depression, Todesfurcht und Transzendenz lehrt.» München: Antje Kunstmann, 2019.

Sederer, Lloyd. «The Addiction Solution: Treating Our Dependence on Opioids and Other Drugs.» New York: Scribner, 2019.

Shaw, M., Hodgkins, P., Caci, H., Young, S., Kahle, J., Woods, A. G. und Arnold, L. E. «A Systematic Review and Analysis of Long-Term Outcomes in Attention Deficit Hyperactivity Disorder: Effects of Treatment and Non-Treatment.» *BMC Medicine*, 2012; 10: 99. https://bmcmedicine.biomedcentral.com/articles/10.1186/1741-7015-10-99

Szalavitz, Maia. «Clean: Sucht verstehen und überwinden.» München: mvg, 2017.

Westbrook, A., Bosch, R. van den, Määttä, J. I., Hofmans, L., Papadopetraki, D., Cools, R. und Frank, M. J. «Dopamine Promotes Cognitive Effort by Biasing the Benefits Versus Costs of Cognitive Work.» *Science*, 2020; 367(6484): 1362–1366. https://science.sciencemag.org/content/367/6484/1362

Wilens, Timothy E. «Straight Talk About Psychiatric Medications for Kids.» New York: Guilford Press, 4. Aufl., 2016.

Register

A

N

O

P

R

S

T

U

Alice Gendron
Der Mini ADHS Guide
Tipps und Tricks, die dein Leben leichter machen

Wenn bei dir ADHS diagnostiziert wurde oder du Freund:innen und Familienangehörige mit ADHS unterstützen möchtest, ist dies ein praktischer, informativer und bestens strukturierter Leitfaden und eine unerlässliche Ergänzung für das ADHS-Bücherregal.

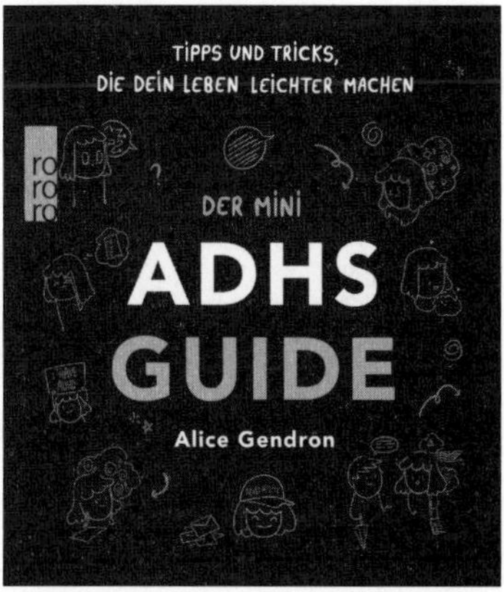

224 Seiten

Die Illustratorin Alice Gendron, bei der mit 29 Jahren die Diagnose ADHS gestellt wurde, erzählt über das Leben mit ADHS, geht auf Herausforderungen und Hürden ein und gibt dir Unmengen nützlicher Tipps und Tricks an die Hand, die dir helfen können, besser mit der Störung umzugehen. «Der Mini ADHS Guide» ist ein Muss für alle, die ADHS besser verstehen wollen. Mit seiner übersichtlichen Struktur und witzigen wie sinnfälligen Illustrationen ist Alice Gendrons Ratgeber die perfekte Einführung in ein gelingendes Leben mit ADHS.

Weitere Informationen finden Sie unter **rowohlt.de**

Richard Dixey

Drei Minuten am Tag

Mit Meditation zu einem ausgeglichenen Leben

In nur drei Minuten am Tag eine Menge über Meditation lernen – und über sich selbst!

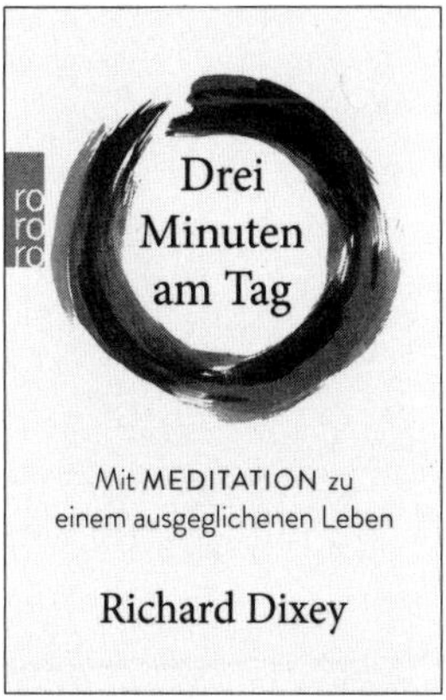

192 Seiten

Mit kurzen Übungen und wenig zeitlichem Aufwand zeigt Dr. Richard Dixey einen Weg zu geistiger Klarheit, Stressabbau, schärferem Denken, verbesserter Konzentration und gesteigerter Kreativität. Weg vom langen Sitzen auf Meditationskissen und von aufwendigen Techniken hin zu einer unkomplizierten, alltagstauglichen Anwendung und einem Mehr der eigenen Wahrnehmung. Mit Erfolgsgarantie!

Weitere Informationen finden Sie unter **rowohlt.de**